ビハーラ入門

生老病死に寄り添うために

友久久雄・吾勝常行・児玉龍治 編

THE GUIDE OF VIHĀRA

ビハーラ入門　生老病死に寄り添うために

はじめに

「ビハーラ」という言葉を、皆さんはご存じですか？　学生さんであれば、おそらく知らない方のほうが多いのではないかと思います。また、全くそのような言葉を聞いたことがないと言われる方もあるかもしれません。

一方、「『ビハーラ』はよく知っているよ。現に活動しているから」と言われる方もあるかと思います。そのような方に出会うと、「お宅はお寺ですか」と聞きたくなります。なぜかというと、「ビハーラ」とは、医療と仏教の接点から生まれた言葉であるからです。

私たちが調べた、ビハーラ活動の実践場所として、最も多かったのは、特別養護老人ホームや介護老人保健施設などの老人福祉施設で、次いで一般病院、緩和ケア病院、障害者福祉施設、児童福祉施設、診療所の順でした。また、活動者の年齢は、最も多かったのが六十～六十九歳、次いで五十～五十九歳、その次は七十歳以上でした。二十～四十九歳の方は少数でした。

このように、現在のビハーラ活動は、多くの施設や病院で実践されていますが、活動者の年齢は比較的高く、青年期や壮年期の人が少ないという傾向がありました。

本書は、『ビハーラ入門』と題して、ビハーラとはどのようなものか、現在どのような活動が実際に行われているのかなど、その理論と実践を中心に述べ、多くの人々に関心を持っていただくことを目的に、編集したものです。そのため、ビハーラのそれぞれの分野で現在活躍されている先生方に執筆を依頼しました。そして、その結果できあがったのが本書です。

ここでは、本書の内容を目次に沿って簡単に説明していきたいと思います。

最初に、ビハーラとはどのような活動なのかを、その歴史を中心に述べていただきました。特に仏教の開祖である釈尊が病人に対してどのように考え、どのように対応していたのかについて解説していただきました。これにより、仏教者のビハーラに対する基本的な態度を知っていただければと思います。

次いで、具体的にビハーラという言葉がどのようにして使われるようになったのかをその動機や意味について説明していただきました。また、現在実際に広く行われている浄土真宗本願寺派（西本願寺）のビハーラ活動やその実践についても話していただき、ビハーラが人々の死の問題への気づきを促す活動であることにも触れていただきました。

次いで、ビハーラの始まりの原点である医療という観点から、お医者さんの目でビハーラについて述べていただきました。特に、ドクターからみたビハーラの役割、医療現場の状態、問題点、医療における仏教の役割などを、実際の病気の事例を取り上げながら解説していただきました。

また医療現場において、実際にビハーラ僧として活躍されているお坊さんに、現場で僧侶に期待されること、僧侶として大切な姿勢、ビハーラ実践の意義などを具体的に語っていただきました。

このように、第一章では、ビハーラの歴史を述べるとともに、その原点であるお医者さんとお坊さんに、医療現場ではどのようにビハーラが実践されているか、また、その意義は何かを考えていただいています。

次に、実際の病床で、病める人を癒すことのできる活動について考えてみたいと思います。具体的な内容にはいろいろあると思いますが、釈尊が述べられている、人間の苦しみの中心である（生老病）死を考えるとき、悩める人と直接対面しその心を癒すことのできるのは、カウンセリングであると言えます。

そこで第二章においては、「ビハーラとカウンセリング」と題して、その接点、意義、実践と役割についてそれぞれの先生方の立場から述べていただきました。

まず、ビハーラとカウンセリングの接点ということで、カウンセリングについて初めての読者にもよくわかるように、カウンセリングの特性について解説していただきました。次いでビハーラとの関連と相違点について考えていただき、その後、悩める主体としての自分と、死することへの問題について触れていただきました。

また、カウンセリングにおける自己への洞察や相手への思いや悩みを、深いところで共感的に理解することの意義や、この世の真理を見抜かれた人の言葉を聞くことの大切さについても解説していただきました。

さらに、ビハーラ活動におけるカウンセリングの役割について、事例を加えて報告していただきました。


第三章では、我々が実際に活動しているビハーラの根底に流れる仏教の基本的な立場、すなわち「仏教の人間観」について、宗教学を専門とされる二人の先生方に述べていただきました。

最初に、「生死を超える」という意味を、浄土真宗の教理の依りどころとする阿弥陀仏の本願について解説していただき、次いで仏となる道が二種類、すなわち「聖道門と浄土門」があるということを説明していただきました。そしてビハーラの心の根底にある「慈悲の心」を、親と子の愛に譬えて述べていただいています。

また、「親鸞聖人における死と救い　心の支えとなるもの」においては、法然聖人との出遇《あ》いから、親鸞聖人が本願を信じ念仏を申す身となられ、阿弥陀如来の本願にいだかれて生かされる姿がえがかれています。著者は「死別は悲しい別れであるとともに、仏と人との出遇いの始まりでもあります」と述べ、「ビハーラ活動は、生老病死の苦しみのなかで、あらゆるものが相互に支え生かされているという縁起思想に基いている」とまとめられています。

これらの内容は、これまで仏教に関わりのなかった人には、少々専門的な内容かもしれませんが、ビハーラを理解するためには必要不可欠だと考えますので、ぜひ読んでみてください。得られるところは大きいと思います。

第四章では、「ビハーラ実践事例」ということで、ビハーラ活動の実例について述べていただきました。

まず、大阪のお寺の坊守さまに、お寺でのビハーラの取り組みを紹介していただきました。ここでの取り組みは、いわゆるお寺における日曜学校の形式をとっておられますが、それを子どもだけでなく母親や仏教青年会にまで広げ、ビハーラの精神を生かされています。また今後、我が国において確実に増える高齢者の在宅での看取《みと》りや、特別養護老人ホームや知的障害者通所施設など、地域の福祉施設におけるビハーラの役割についても触れていただきました。

次いで、ビハーラの基本的条件について、病院のドクターとして実践されている実例を紹介していただきました。

ここでは、実際の会話を再現することで臨場感が醸し出されるだけでなく、読者の皆さまにも考えていただける内容となっています。また人の看取りの技法と仏の大慈悲との比較において、看取りにつきまとう虚しさと慈悲の救いで味わうよろこびの違いを、「ビハーラとは人生の解決点」と表現されています。そしてビハーラの基本条件として、我が身の往生の解決の必要性をあげ、死と真向きでいて本当によかったと霧が晴れる世界、独り居て独り慶べる世界、これを味わえる世界が真のビハーラの世界であると結論づけられています。これは浄土真宗でいう「いただいた世界、おあじわいの世界」で、体験された人にしかわからない（あじわえない）世界です。

ここは、ビハーラを含め浄土真宗の肝心要のところですので、現在ビハーラ活動を実践されている人はもとより、多くの人によく味わって熟読玩味していただければと思います。

次にお願いしたのは、若者にも実践可能な音楽を通してのビハーラ活動のあり方です。その内容は、音楽による癒しの技法とその効果についてと、その技法の基本的な項目・内容・目的（効果）について説明していただきました。ビハーラ活動をこれから始めようと思われる方は、参考にしていただければよいのではないかと思います。

第五章において、「福祉の現状と課題」と題して、現代の障害者福祉と高齢者福祉について解説していただきました。

まず、日本における障害者福祉制度の歴史を概観していただき、筆者の障害者福祉の原点とビハーラとの出遇いについて、体験的に述べていただきました。またその後、障害者福祉において大切にしたいことについても触れていただきました。

また、他の国では類を見ない急速な高齢化社会が形成されつつある我が国での、高齢者福祉は如何にあるべきかを問いつつ、ビハーラの今後のあり方を模索していただきました。特に現在我が国では、高齢者福祉において従来の医療完結型から在宅完結型への変化が起こりつつあります。これらが、人生の最後を如何に迎えるかに寄り添っていくビハーラ活動のあり方にも影響を与えていることは言うまでもありません。

これらをふまえ、今後もボランティア活動の域を超えたビハーラ活動のあり方を読者の皆様とともに考えていくことができればと思います。

本書が、ビハーラ活動に関心を持つ人だけではなく、広く一般の人々にも読まれ、ビハーラ活動の理解が深まるとともにビハーラの精神が世に広がる一助になれば、編著者一同、望外の喜びとするところです。

最後に、本書は現在ビハーラ活動を何らかの形で実践されている先生方に原稿を依頼しました。そのため内容の一貫性よりも、先生方のお考えを尊重するという意味で、原則としてそれぞれの原稿に手を加えませんでした。

それ故、内容の一部に重複や微妙な齟齬《そご》のみられる部分があるかと思いますが、お許しいただければ幸いです。

二〇一八（平成三十）年二月

友久　久雄

ビハーラ入門・目　次

第二章 ビハーラとカウンセリング

第三章　仏教の人間観

第四章　ビハーラ実践事例

第五章　福祉の現状と課題

第一章　ビハーラと仏教者

ビハーラとは、どのような活動なのでしょうか。一般には「安らかな落ち着き」とか「安住・くつろぎ」と訳されています。

私たちの心と体、そしてそれらを統合したものとしてのスピリチュアリティへの癒しとしてのビハーラとはどのようなものなのでしょうか。

ここでは、ビハーラの実践が単なる同情でもなく、ボランティア活動でもなく、また布教活動でもない、すなわちビハーラがビハーラであるためには何が必要なのかをその歴史と、ビハーラの原点である医療の立場から述べていきます。

ビハーラの歴史 ―釈尊の実践と現代のビハーラ―

伊東　秀章

一、ビハーラの概要

ビハーラは、現代の日本の仏教者の社会活動の一つとして位置づけられます。

医療領域では末期がん患者などのターミナル期への援助はほとんど不可能でしたが、一九七〇年代以降、モルヒネによる疼痛《とうつう》ケアの意義が明らかとなり、ターミナル期の医療実践のニーズが世界的に高まりました。その結果、ホスピスケア、緩和ケアなどが展開されていき、その中の一つとして、宗教者によるホスピス実践も注目されるようになりました。

「ビハーラ」は、田宮仁《まさし》が「仏教を背景としたターミナルケア」の呼称として、仏教ホスピスに代えて、用いたことがその始まりです。この「ビハーラ」は、インドの古代語であるサンスクリット語で、意味は「休養の場所、僧院」などです。この言葉は、田宮が吉元信行ら、仏教研究者と相談の上、決めたと述べています[1]。

その後、ビハーラは、浄土真宗本願寺派、日蓮宗など各宗派の中で展開し、仏教看護・ビハーラ学会などの研究会や、仏教者による高齢者福祉実践や震災支援の中でもビハーラという呼称が用いられるようになりました。

本稿は、現代のビハーラに関する活動を、実践に資する観点から述べます。そのため、仏教聖典の経・律・論のうち、僧侶の規則を記した律の看病人法から、釈尊が病人への対応をどのように考えていたのかを検討し、現代のビハーラ実践の歴史を概観します。その上で、ビハーラ活動に応用できる臨床的知見について考察することが本稿の目的です。

二、釈尊のビハーラ

仏教の開祖である釈尊はターミナル期の人に対する対応についてどのように考えていたのでしょうか。釈尊が直接に説いたとされる律の中で、犍度部《けんどぶ》の看病人法には、ターミナル期の看護が必要になった者への僧侶の対応について説示されています(2)。

看病人法が釈尊に説かれるに至った出来事が、次のようにあったと書かれています。

ある日、釈尊が僧坊を巡回していたところ、一人の病気の比丘（男性の出家修行者）が大小便中に臥しているのをみつけた。病気の比丘から、誰も彼を看病する者がいないことを告げられると、釈尊は水でその比丘を洗いきれいにした。釈尊がこの比丘のために説法をし、この比丘は喜び、その後、悟りを開いた。

その後、釈尊は他の比丘たちを集めて、なぜ看病しないのかを彼らに問うた。比丘たちは「かの比丘は他の比丘たちの看護をしなかった」などと答えた。それに対して、出家者たちには父母兄弟がいないのだから、相互に看護しなければならないと釈尊は答えた。続けて、誰が看病すべきであるかということや、病者が備えるべき五つの要件と、看病者が備えるべき五つの要件を説いた。

釈尊のこの対応から、病者に対して、周りの者が対応するべきであると示していることがわかります。具体的には、①病者の衛生環境を整え、心身を安らかに過ごせるようにすること、②説法をすることによって、病者が悟りを得ること、の二つです。

また、このような看護を誰が行うのかについて、右記の記述に続いて、釈尊は、「和尚《かしょう》、阿闍梨《あじゃり》、同門の弟子」等と述べ、「それらがいない場合は、僧団から派遣される」と述べています。これは、病者に近しい者がその看護を行い、病者に近しい者がいない場合は、僧侶がその役割を担うということです。

看護を受ける対象としては、先ほどの出来事の中にもあったように、病人がたとえ怠け者であったり、他の比丘の看護をしていなかった者であったとしても、看護すべきである、としています。

看病者が何をするべきかということについて、看護が成功するために看病者が備えるべき五つの条件が、看病人法に記述が見られます。具体的には、①病者のために薬の調合や管理ができること、②病者のために適切な食事を提供できること、③自分自身の利益のために看護するのではなく、慈しみの心から看病すること、④嫌な気持ちにならずに、大小便や唾、嘔吐物などの処理ができること、⑤機会があるときに説法し、喜ばせることができること、の五つです。看病者がなすべき役割の⑤に「説法し、喜ばせる」とありますが、その説法の方法について参考になる記述が「十誦律《じゅうじゅりつ》」に以下のようにあります。

看病する比丘は、病人のところへ行き、深遠な教えと正しい道と誤った道を説いて、智慧を起こさせるように努めなければならない。比丘は次のように心がけて説法しなさい。もし人里離れたところで修行する者が病になった場合には、その場で修行することをその者へ讃嘆しなさい。経を学ぶ者だったら、経を学ぶことを讃嘆しなさい。もし律を学ぶ者だったら、律を讃嘆しなさい。もし、説法をする人であるならば、法義を讃嘆しなさい。もし、僧団運営の雑事をなすならば、僧団運営の雑事をなすことを讃嘆しなさい…。

このように、杓子《しゃくし》定規な説法を行うのではなく、相手に応じた話を行うように釈尊が述べたとされています。病者の考えを変えたり、教えたりするというよりは、病者の仏教観や人生観を強化し、安心させ、肯定する、と言えるかもしれません。

また、病者が何をするべきかについて、①病気に応じた薬を喜んで飲むこと、②病気に応じた食事をとること、③身体の苦痛に耐えること、④看病者に症状をあるがままに話すこと、⑤仏教の教義に沿った実践をおこなうこと、と釈尊は説示しています。⑤の仏教の教義に沿った実践とは、無常観や無我観を観じること、そして禅定をすること、仏教の智慧を身につけることを指しています。病者は、看護者と協力して、静養し、苦痛に耐え、仏教実践を行っていくというのが、釈尊の勧めのようです。

三、ビハーラの展開

ビハーラ以前

釈尊が仏教を開いて以降、仏教は東南アジアへ伝播《でんぱ》し、日本にも伝わりました。東南アジアの仏教国では、仏教に基づいた僧侶による病気をわずらう患者の慰問活動も行われています。世俗とは離れた僧侶との会話が患者にとっては不安を和らげ、苦しみを緩和しているという報告もあります。(3)

日本に仏教が伝播して以降、聖徳太子や光明皇后、行基、忍性、江戸時代の天台律宗の法道、九条武子など、様々な仏教者が仏教を中心とした社会活動をしてきました。それぞれの時代や、それぞれの旨とした宗旨によって活動指針に差はありますが、仏教を基礎とした実践だったと言えます。

現代に入り、田宮がビハーラを提唱した背景として、それ以前のホスピスムーブメントを上げることができます。

一九六七年に、シシリー・ソンダースがセイント・クリストファー・ホスピスをイギリスに設立し、緩和ケア実践を模索し始めました。また、エリザベス・キューブラー・ロスが、『死ぬ瞬間』を一九六九年に発刊したことも、当時、死の臨床についての議論を加熱しました。「死」についての関心は世界的に高まり、一九七〇年代から日本においても、死の問題やターミナル・ケアの問題がメディアにも取り上げられ、その中で仏教者による活動は「仏教ホスピス」という言葉が使われるようになります。

一九八五（昭和六十）年六月十一日の毎日新聞には、「仏教ホスピスとは何ですか」と記事が載り、仏教大学の「死と仏教」懇話会が紹介され、池見澄隆がその問いに答えています。池見は、看取りの儀礼「臨終行儀」を現代的に応用しようとしていたようです。一九八六（昭和六十一）年十月二十七日の朝日新聞には、「仏教ホスピスの実現を」と記事が載り、京都仏教青年会がシンポジウム「医療における仏教のニーズについて」を開いたことを紹介しています。

この青年会は二年前から活動し、病院での法話会などの活動などを行っていたようです。

このように、世界的なホスピス活動への注目の流れを受けて、安楽死や尊厳死をめぐる議論が日本中でされるようになり、「仏教ホスピス」への期待も高まっていき、「ビハーラ」なる仏教社会活動が開始されることとなったと考えられます。

田宮仁のビハーラ

田宮仁は、「仏教ホスピス」という言葉よりも、仏教者による主体的な活動であることを示すために新しい言葉を模索しました。これは社会的に関心が高まっているホスピスに仏教が追随しているのではなく、仏教も本来、生死に関わる活動であることを主張するものでした。田宮は、その動機について次のように述べています。

①患者としての立場から「私が利用したい最期の場」の創造
②仏教の立場からのターミナルケアへの具体的な対応
③「満足」ではなく「救い」を視野に入れた仏教福祉の実践

そしてサンスクリット語で「休養の場所、気晴らしをすること、僧院または寺院」などの意味をもっている、「ビハーラ」を「仏教ホスピス」に代わる言葉として提唱しました。

このように「ビハーラ」が、現代において社会活動として行われるようになったのは、世界的なホスピスへの関心の高まりを契機として、日本において重要な宗教の一つである仏教がターミナルケアに積極的に関わる必要性が高まり、その口火を田宮が切ったと言えます。特に、満足ではなく「救い」を目指した実践という田宮の想いは、一般的な社会福祉などのサービスだけではなく、根源的な生死の問題への仏教的な解決を志向しています。

田宮は、一九八一（昭和五十六）年から理論的研究を始め、一九八四（昭和五十九）年からは病院、特別養護老人ホーム、重症心身障害児施設、デイケアセンターの施設合同のターミナル・ケアの勉強会を行いました。そして、論文としては一九八六（昭和六十一）年に田宮が、ライフサイエンス誌に掲載した「佛教を背景としたホスピス／ビハーラ（vihāra）の開設を願って[4]」が最初です。

そこで田宮は、「限りある生命の、その限りの短さを知らされた人が、静かに自身を見つめ、また見守られる場である」と述べています。この「限りの短さを知らされた人」という理念からは、ホスピスであるがゆえにターミナル期を重視すると同時に、ターミナル期のみに限定した対象ではなく、自らの生死が問題となった人が対象であると示しています。ホスピスケアが、ホスピスに入院してから始まるのではなく、治療が始まってからがホスピスケアであると言われていますが、この田宮のビハーラ理念はさらにその先も視野に入れています。

また、田宮はビハーラを実践するために、「部屋の片隅に置かれた屑籠《くずかご》のような存在であって欲しいと考える」という仏教者屑籠論を主張し、「僧に対して辛いことでも何でも放り込まれ（話をするということで）、そのことにより自然に人の心の痛みや苦悩が整理され方向付けられたらよいと考えていた」と述べています。このように患者が話をし、ビハーラ活動者が傾聴することが、実践の基礎であると田宮は考えていました。このことは、現代日本において重視されるカウンセリング、特に来談者中心療法といわれるカール・ロジャース発祥の心理療法と似ています。共通して言えることは、ともに、患者自身が考え、話し、問題に取り組むことを、援助者は支えるという姿勢です。

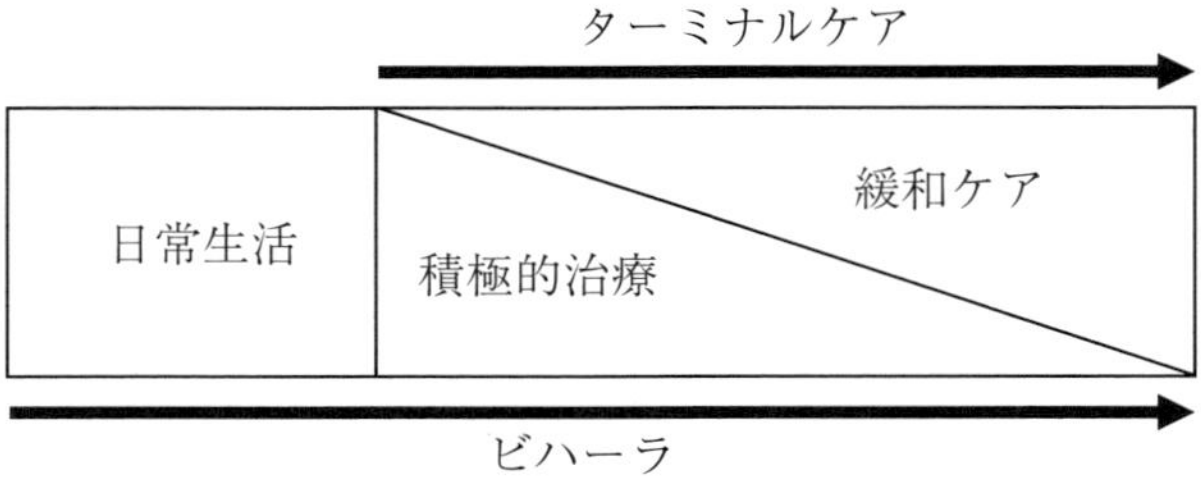

図1　ターミナルケアとビハーラ

また田宮は、ターミナル現場の仏教者の実践について「基本的には共に合掌すること以外にない。そして、相手が自分の死を通して語る内容を誰よりも注意深く聞き、そこから学ぶことしかできない（中略）仏教者としての自身の信仰と人間性が問われるだけ」と述べています。この合掌するとは、仏教に対する帰依であり、あるがままを認め、受け入れる姿勢です。このことが、ビハーラの特徴であり、一般のカウンセリングとは異なる点です。

そして、田宮の働きかけもあり、一九九二（平成四）年五月、新潟県長岡市に長岡西病院ビハーラ病棟が開設されました。現在も、長岡西病院ビハーラ病棟は、ビハーラ僧が常駐しており、ビハーラ実践の貴重な場所の一つとなっています。

その後、田宮は、一九九三（平成五）年に佛教大学専攻科内に「仏教看護コース」を開設し、ビハーラ活動者の養成に取り組みました。修了者には、「仏教看護使」という佛教大学独自の資格を与えています。二〇〇五（平成十七）年四月入学者をもって終了となっていますが、ビハーラ活動者養成に関する取り組みとして注目されました。

二〇〇四（平成十六）年に、仏教看護・ビハーラ学会を藤腹明子と田宮が設立し、現在に至るまで、ビハーラの研究と臨床を牽引しています。

浄土真宗本願寺派のビハーラ

次に、田宮がビハーラを提唱して、すぐに対応した浄土真宗本願寺派（以下、本願寺派）のビハーラ活動について見ていきます。田宮がビハーラを初めて論文で発表したのは、一九八六年の一月ですが、本願寺派は、一九八六（昭和六十一）年の十二月にビハーラ（仏教ホスピス）

研究会を設置しています。このように、本願寺派が田宮のビハーラに対応したのは、それまでの文脈があると考えられるため、そこでその前提となったと考えられるポイントを述べます。

一九八三（昭和五十八）年十月二十一日に全日本仏教会・国際仏教交流センターが主催で第十六回日本仏教文化会議が開かれました。そのテーマは、「老いることは苦しみか!?」であり、早川一光が意見発題を行い、「人間の苦悩を救うものは、医者じゃないんです。これは宗教家の皆さんであります。宗教家の皆さんが、人間のいちばん必要なとき、というのは、死ぬのはこわい、死に直面し、老いる苦しさにもまれたときに、そばに立っていてほしい(5)」と述べ、宗教家が実際の現場において実践する必要性について述べています。このようなことからビハーラ活動が啓発されていきました。

一九八六（昭和六十一）年に、ビハーラ（仏教ホスピス）研究会が本願寺派研修部に発足し、翌年一九八七（昭和六十二）年に改称され、ビハーラ実践活動専門委員会が設置されました。その後、この専門委員会が中心となり、ビハーラ活動者養成研修会をほとんど毎年開催し、二〇一六（平成二十八）年度は二十六期生のビハーラ活動者が養成され、現在、修了生は千人を超えています。養成研修会のカリキュラムは二回の改訂を経て、身体的介護からカウンセリングを中心とした研修へと変わってきています。

また、本願寺派のビハーラ活動は、緩和ケア病棟のみではなく、特別養護老人ホームなどへ活動現場を広げて展開したのが特徴です。これは浄土真宗ではターミナルの現場の生き方だけが重要なのではなく、浄土真宗（阿弥陀仏）の信心を得たら、今すぐに救われるという考え方があるからだと考えられます。つまり、ターミナルケアのみではなく、全ての悩みを持つ人に対して行うことができるという考えです。そのため、本願寺派のビハーラ活動は、緩和ケア病棟のみならず、特別養護老人ホームにおいても積極的に活動しました。また、一九九五年には、震災支援の一端も担っており、本願寺派において、少しずつその活動定義を広げていったことがわかります。

本願寺派のビハーラ活動は、指針を示しています（**表1**）。表から、より自発的な姿勢や、相手の心に聞いていく姿勢を強調していることがわかります。

田代俊孝らのビハーラ

田代俊孝は「死そして生を考える研究会」（ビハーラ研究会）を立ち上げ、独自のビハーラを展開しました。この研究会は、田代の発

表1　ビハーラ活動の方向性の発展

前半の10年における方向性	現在における方向性
広く社会の中でいのちを見つめるビハーラ	広く社会の苦悩にかかわるビハーラ
広く社会の中でいのちを見つめるビハーラ	深くいのちを見つめるビハーラ
いつでもだれでも実践できるビハーラ	自発的にかかわるビハーラ
相手の望みに応えるビハーラ	相手の心に聴くビハーラ
医療・福祉と共にあるビハーラ	医療・福祉と共にあるビハーラ

意により一九八八（昭和六十三）年に立ち上げられました。

「死そして生を考える研究会」の趣意書に、「死ぬのは死ぬときです。でも、生きているときに死の問題を解決しなければなりません。死の問題を解決した向こうに充実した本当の生、つまり、満足した人生があるのです。（中略）このような観点から宗教、特に仏教の立場からのホスピスであるビハーラ（vihāra）の理論と実践を研究し、同時に私達自身の死を超える道、さらに死に直面している人へのケアなどの方法を学びたいとおもいます」とあります。このように、田代は他職種の人との研究会を立ち上げ、ビハーラの理論と実践を研究していきました。

田代は、一九九八（平成十）年に、内田桂太、田畑正久とともにビハーラ医療団を発足しました。これはビハーラ運動を推進する医療関係者・ビハーラ関係者で構成され、ビハーラ運動の推進と啓発、相互研修を目的としています。

その他のビハーラ

他には、日蓮宗がビハーラ・ネットワークを組織し、研修と実践を行ったり、個人やＮＰＯなどが講演会やシンポジウムを開催してビハーラに関する問題を検討したりしています。また、広島のビハーラ花の里病院や、立正佼成会附属佼成病院のビハーラ病棟など、それぞれの現場でビハーラ活動が実践されています。

ビハーラ活動は、田宮が提唱して以降、宗派や個人など様々なレベルで展開しました。しかしながら、いずれの立場も死の問題を解決することを重視しており、患者や家族、そして活動者自身が、仏教や心理的なケアを柱として活動しています。

四、ビハーラ実践のために

これまでビハーラ活動の歴史を見てきました。最後に、これらを総括して、どのようにビハーラ実践を考えればいいのかを検討したいと思います。

律の記述から、釈尊がどのようにターミナル期のケアを考えているのかをまとめたところ、現代的に言うならば、まずは医療的なケアや福祉的なケアを行い、患者の心身を整えた上で仏教的なカウンセリングをすることを勧めていると言えます。現代のビハーラ的な立場から考えるならば、これらは医療者や福祉支援者とビハーラとの連携と言え、バイオ・サイコ・ソーシャル・スピリチュアルモデルの実践と重なるところがあります。また十誦律や、釈尊が病者へ勧めている生活の過ごし方から仏教的なカウンセリングを考えると、本人の生き方を肯定しつつ、仏教的な諦観《たいかん》を受け入れるように勧める実践であると言えます。

しかしこれらの実践の前提として、「看護者も病者も仏教者」という前提があるため、仏教者同士のターミナル期の看護と言えます。このような実践を進めるためには、日常における死の問題への気づきや、仏教に問題を問うていく姿勢が病者には必要なのかもしれません。

さらに広げるならば、仏教者ではない病者の場合はどのような看護をすべきなのかは、より検討する必要があると考えます。それぞれの考えを尊重するということは釈尊も勧めていますが、それに加えて、仏教的な諦観を病者自身が考えたり、検討したりする中で、自分自身で気づいていくことが可能性の一つとしてあげられます。看護者に必要な姿勢は、悩む病者を支え、ともに考えながら、会話をする姿勢であると言えます。また看護者自身が、仏教的なものの見方を十分に身につけ、さらにはその知恵を社会的な文脈と関連付けられるならば、病者をより支えることができるのではないかと考えます。

【引用・参考文献】

（1）田宮仁『「ビハーラ」の提唱と展開』、学文社、二〇〇七年
（2）鈴木健太「インド仏教僧団におけるケアの指針」、「死生学研究二〇〇六年秋号」、二〇〇六年、四一―六二頁
（3）古谷伸子「病をめぐる仏教実践―現代タイにおけるがん患者ケアの事例から―」、「パーリ学仏教文化学十九号」、二〇〇五年、四三―五二頁
（4）田宮仁「佛教を背景としたホスピス／ビハーラ（Vihāra）の開設を願って」、「ライフサイエンス（Life science）vol.13 no.1」、一九八六年
（5）早川一光「老いるショック」、財団法人全日本仏教会・国際仏教交流センター編『老いは苦しみか』平凡社、一九八四年
（6）田代俊孝『現代人の死生観　市民のためのビハーラ』同朋舎出版、一九九四年
（7）ビハーラ医療団編『ビハーラ医療団―学びと実践』自照社出版、二〇一二年

医療とビハーラ

田畑　正久

一、生老病死を共通の課題とする医療と仏教

医療と仏教は同じ生老病死の四苦を課題としながら、日本において協働が実現できていません。高齢社会を迎え、多くの「死」の場所が病院や施設となっています。そこで主役の医師や看護師は宗教的素養が少ないのです。

医療界の重鎮である高久史麿氏はアジア大洋州医師会連合総会（二〇一七年九月）の記念講演で、日本の終末期医療の現状を紹介して、「医療の目的は『キュア』だけだと考えていて、延命だけが目的と考えている医師がいる。亡くなる人の八割が病院で死亡するが、病院では何らかの措置をすることが役割となっていて、過剰な医療が行われる。患者の尊厳ある死、平穏な死を助ける『ケア』も医療だとする医学教育が不十分だった」との見方を示されました。

医療は、老病死、そして治癒の見込みがない患者をも相手にする現場です。生死の四苦を超える仏の智慧（仏智）が潜在的に求められています。

二、日本の医療従事者が求められる役割

（1）医学の進歩

日本の医療制度は明治時代にドイツ医学を取り入れることから始まり、第二次世界大戦後は米国の影響を受けるようになりました。欧米医学は、「科学的思考」を基本にして発展してきました。人間の生理現象や病態の把握には分析的に捉える技法が、科学の進歩とともに発展しました。そこでは、診療科が細分化され、「専門医」が尊重され、臓器別や疾患別の専門医が、狭い領域に詳しくなり、患者にも多くの恩恵をもたらしてきました。

医学の進歩は、公衆衛生や栄養状態の改善と相まって、平均寿命を飛躍的に伸ばしました。終戦直後の一九四七（昭和二十二）年の平均寿命は、男性約五十歳、女性約五十四歳でした。それが、二〇一六（平成二十八）年には男性八十一歳、女性八十七歳と、それぞれ三十年以上の伸びを記録しています[1]。

（2）医療の対象の疾病の変化

平均寿命が延びる過程において、医療の対象になる疾病にも変化がありました。昭和三十年代までは、結核に代表される感染症を主対象としていました。〈**図1**〉に死因別に見た死亡率

図1　主な死因別に見た死亡率（人口十万対）の年次推移
（厚生労働省平成二十七年人口動態統計月報年計（概数）の概況より引用）

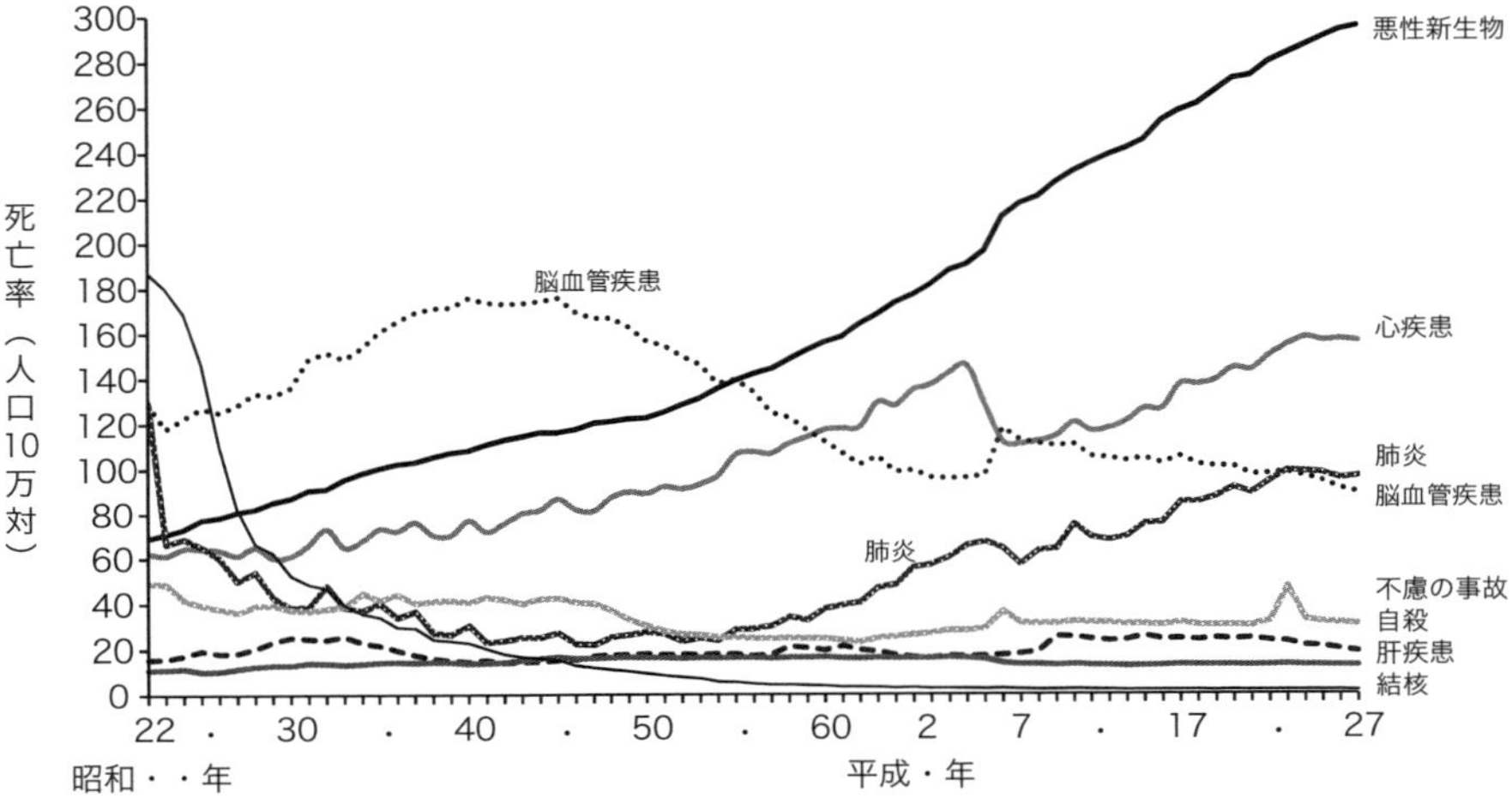

の推移を示します。昭和二十年代までは死因のトップは結核です。それが、昭和三十年代には激減しています。この背景には抗生物質など医学の発展、栄養状態の改善の寄与が挙げられます。その後、脳血管障害がトップを占める時期もありましたが、昭和五十年代後半から第一位は悪性新生物（がんなど）です。

（3）日本国民の死亡場所の推移

戦後の医療現場におけるもう一つの大きな変化として、国民の大半が病院や施設で死を迎えるようになったことです。〈**図2**〉に死亡場所の構成割合の推移を示します。一九五一（昭和二十六）年には、病院での死は全体の一割以下であり、八割以上が自宅死でした。それが昭和五十年代に逆転し、平成になって

図2　死亡場所の構成割合の推移

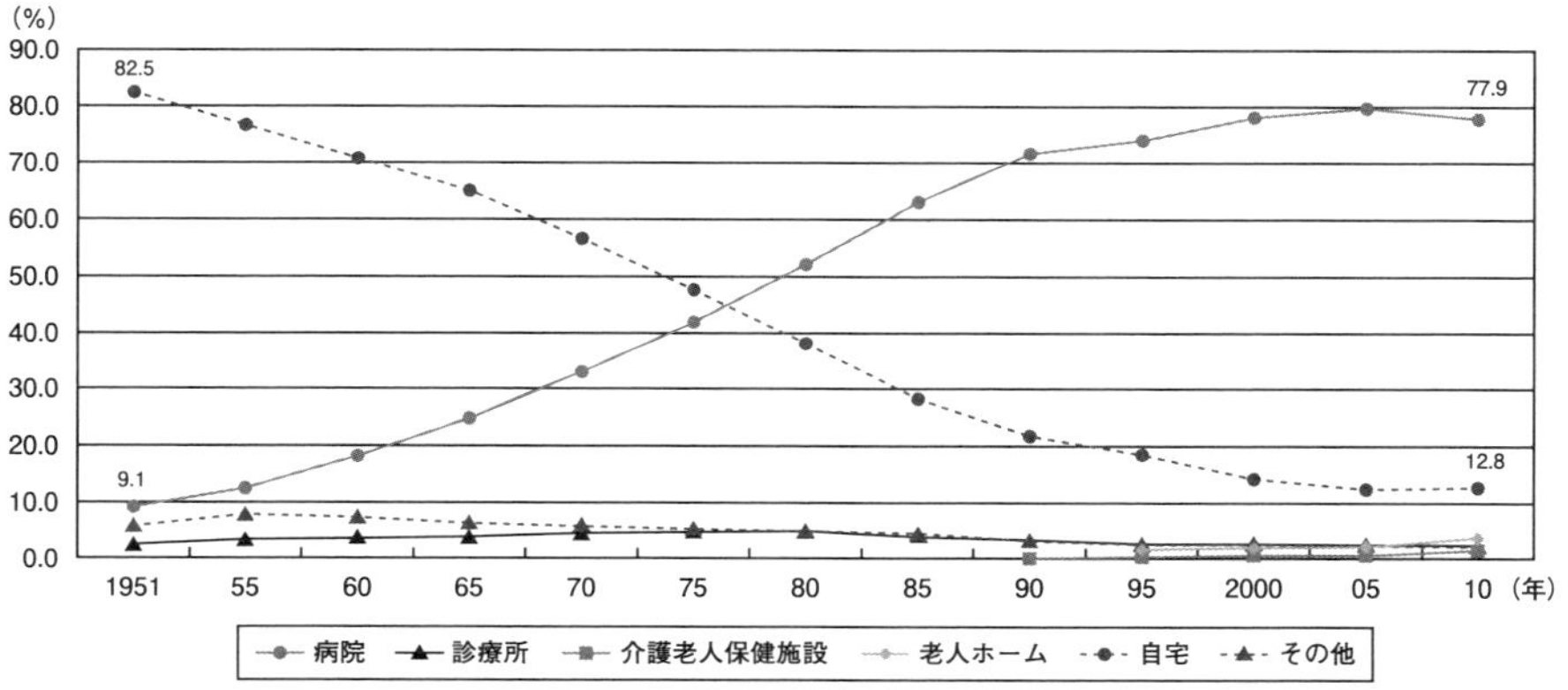

資料：厚生労働省「人口動態統計」
（注）1990年までは、老人ホームでの死亡は自宅又はその他に含まれている。

からは七割を超える人が病院で死を迎えるという状況が続いています。

(4) 新たに医療現場が直面する課題

がんによる死及び病院における死の増加から、医療現場では「病気」に加えて新たに「死」と向き合う役割、つまり終末期医療や緩和ケアの取り組みが求められるようになっています。現代の医療従事者の多くが直面している課題です。この課題に対する本願寺教団としての取り組みは、前項で詳しく述べた通りです。本項では、医療と関わりのある様々な側面の課題について述べます。

三、現代の医療現場の現状

医療が直面している「老病死」の課題は、

宗教なしには解決が難しいと考えています。米国は医療と宗教の連携がなされており、病院に宗教者が出入りする光景は、日常的に見られます。入院患者と日頃接している宗教者が病院を訪れないことは怠慢とみなされます。

これに対して日本は、宗教理解が浅く「縁起の悪い」言葉や死を忌避する傾向があるため、病院に僧侶が入ることは快く思われない傾向があります。

さらに、医学教育が治療を主眼にしており、「死」を想定した教育がなされてないという事情もあります。

以下では現代の医療現場の現状を様々な側面から分析してみます。

(1) 公的機関

死因に占めるがんの割合が増えたことで現場の状況の変化が起こりました。がん医療において治療が可能な場合は良いのですが、治癒できない状態での疼痛対策に難渋していました。一九八〇年代、麻薬によるがんの疼痛対策に大きな進歩があり、その結果、死に直面する心のケアが大きな課題になってきました。そのような背景もあり、世界保健機関（WHO）の理事会は一九九九（平成十一）年、従来の健康の定義の（1）身体的、（2）精神的、（3）社会的の要素に加えて第四番目の要素として（4）スピリチュアル（Spiritual）を入れることを決定しました。

しかし、WHOの総会の決定にまでは至っていません。

日本の医療行政では、がん治療の進歩に沿って、二〇〇七（平成十九）年がん対策基本法を制定して治療の促進と共に緩和ケアの取り組みをも推進するようになってきました。

(2) 人材育成

医療従事者を養成する教育機関では、科学的合理主義思考を拠りどころに人間を「生物学的ヒト」と考えて教育することが主流となっています。このため、医療従事者の大半は「病気」に向き合う訓練をしてきたものの、患者の人生観など「全人格」と向き合う訓練は十分に受けていません。このため、宗教との連携に消極的な医療者が大半を占めています。

(3) 医学界

死因のトップが結核から生活習慣病、そしてがんへと変化していくなかで生物学的ヒトを対象としていたものが、その人の人生観、価値観を尊重する、人格性を持つ患者を対象とする取り組みが求められる時代を迎えています。

全人的対応としてWhole Person Care（WPC）[註1]という概念も提唱されています。カナダ、マギール大学では一九九九（平成十一）年から教育において、WPCを基本においた教育を始めました。「単に病気を診断し治療を行うだけではなく、がんをはじめとする治療困難な病気とともに生きる人々に寄り添い、癒し人となり得る医療者を育てる」ことを宣言し、実践しているといいます。ＷＰＣは、Curing（治療）とHealing（癒し）を同時に行う医療とされています。

日本では一九七五（昭和五十）年頃から、病気を持つ人間全体を考えることの大切さに気づくようになり、一九七七（昭和五十二）年に死生学の研究会である「日本死の臨床研究会」が発足しています。その後、死に関わる周死期を対象とした研究会、学会活動が増えてきています。

しかし、医学界の関心事として「治療」に取り組むことが優先され、周死期への全人的対応への理解が進んでなく、宗教に対する認識は弱く、健康の定義に「スピリチュアル」が入ることに対応する国の審議会でも、困惑を示す医療関係者が多いのです。しかし、今まで「死んでしまえばお終い」という医学界の姿勢から、二〇一〇（平成二十二）年「『よい死』を包括した医療へ」という方向転換の流れが欧米において出てきました。

（4）日本の宗教界

終末期医療はキリスト教系の病院でホスピスとして始まり、その後、背中を押されるようにして仏教界も取り組むようになった事情があります。終末期医療は制度的には「緩和ケア」と呼ばれ、前項「ビハーラの歴史」で示されるように、一九九二（平成四）年長岡西病院にビハーラ病棟が初めて開設されました。

仏教者の常駐する二番目の医療機関として、二〇〇八（平成二十）年にあそかビハーラクリニックが開設され、その後、あそかビハーラ病院となり、二〇一五（平成二十七）年緩和ケア病棟を開始しています。二番目のビハーラ病棟ができるまで二十数年を要したことは日本に「医療と仏教の協働」という文化がまだ育ってないという事実を示しています。

宗教への認識の少ない医療界への取り組みは、例えば「スピリチュアル」を理解してもらうために村田久行氏は宗教性を出さずに哲学的視点で、人間を時間存在・関係存在・自律存在としてとらえ、その自己が死の現実の前で存在と意味の消滅から生じる苦痛をスピリチュアルペインと捉え、ケアの方法を哲学的立場に立ちながら、誰に対しても可能なスピリチュアルケア(註2)の方法として示して、看護部門で大きな関心を引いています。宗教性を出さずに哲学的視点で「スピリチュアル」対策がどこまで対応できるか注目されるところです。

仏教関係者でも、「医療と宗教の協働」への認識度は低く、そのため人間の老病死に寄り添う仏教界の関わり、そして協働への取り組みが願われます。

四、現代の医療現場の問題点

（1）全人的な対応が困難

医学は科学的思考を基本にして、人間の生理現象や病態を分析的に捉えて把握する技法によって発展してきたために医療者は唯物論的科学的思考が身についています。そのために形や数字で表せない働き・関係性・精神活動・感性などを感得する力が弱い傾向にあります。結果として医療者は「人間とは」「人生とは」という全人的な患者の生命・生活の質（ＱＯＬ、quality of life）への配慮が足りないところがあります。そして実存的、哲学・宗教的な面への考えが及ばず、表面的な質、すなわち快適さ、便利さ、満足度等にとどまってしまいます。

医療者は、科学的思考を絶対化する傾向があり、患者の人生観や宗教がらみの事象になると、それは私的なことで、医療者の関わることではないと距離を置くことになっています。

全人的思考をする時、参考になるのが、哲学者ハイデッガーの指摘です。彼は人間の思考を二つに分けて、一つは「計算的（科学的）思考」であり、もう一つは「全体的（根源的）思考」であると示します。

我々の普段の思考は「計算的思考」になりがちです。物事のカラクリ（How to）を計算するように思考します。医学は、人体の構造、カラクリを知り、病気の病態把握、薬剤の作用機序を理解して治療（管理支配）しようとしていきます。我々の理知分別は都合の良いものを取り入れ、都合の悪いものを排除しようとします。老病死はマイナス価値であり、それを受け入れる発想にはなりにくい。計算的思考の医学からは、老病死の受容の発想は出にくく、老病死の豊かな物語（意味）は生まれそうにありません。

全体的思考は「why」に応える思考で「物の言う声を聞く」発想であり、管理支配しない思考です。仏智に照らされて自分の相《すがた》に目覚め、老病死をふくめて「この現実は私に何を教えようとしているのか」という思考で、人間として生まれた意味、老いることの意味、死んでいくことの物語などに気づいていくのです。患者の人生観、価値観、死生観に密接に関係していきます。生活・生命の質はこの領域までも含まれることが願われます。

医学は唯物論的思考が強く、生命の質に関する文化の蓄積が多くありません。そのために老病死の受容に対応ができてなかったという自覚が必要です。生命・生活の質を課題とする場合は、宗教者とチームを組んで全人的対応するという取り組みが求められます。

(2) 医療従事者のストレス

医療従事者が一生懸命に対応した結果が、患者の死、即ち「医療の敗北」で終わることは、医療従事者にとって「報われない仕事を強いられている」という事実があり、ストレスにさらされています。医療者から「我々は癒されません」という声も聞かれます。

米国で臨床宗教師（病院内で宗教的立場から寄り添う宗教者）を経験した僧侶が、「医療者のメンタルケアに仕事の七割の時間を割いていました」と教えてくれました。医療者の「燃え尽き症候群」「立ち去り症候群」との関連も考えられます。

五、仏教が課題を解決する道

経典の中国語訳において、「思い通りにならない」ことを「苦」と訳したと聞いています。苦の起こる原理は、「思い」と「現実」に差があることによります。医療は老病死の現実を、元気な健康に戻すことで差を少なくしようとしています。しかし、加齢現象の変性性疾患、治療方法の確立していない難病など、治療できない状態では差を縮めることはできません。医療は一時的な救いはもたらすが、最終的には「死」の前に敗北となるでしょう。

医療によって疼痛緩和はなされますが、それ以上の「苦」への対策は出てこないでしょう。仏教は「生死勤苦《しょうじごんく》の本を抜く」というように苦の根本的解決を目指します。それは仏智（さとり）の世界で、老病死をも「受容する」道に導くということです。仏智が苦の本を抜くことへの医療者の理解が願われます。

浄土教の救いは仏智によって患者の「無条件の救い」を実現します。仏智を頂く歩みの中で、種々の現実を、これが私の「受けとめるべき現実、南無阿弥陀仏」と引き受け、自分の役割・使命に目覚め報恩行として励む、その結果、精一杯、未練なく生ききる。仏智によって老病死の意味にも目覚めて、生かされていることで果たす、仏からいただいた仕事として取り組む世界に導かれるのです。

哲学者のフィヒテは「死は一つの仮象である。それはどこかにあるものではない。真に生きることのできない人にだけあるのである。死が人を殺すのではなく、死せる人間、生きることができない人間が死を作り出すのである」と指摘しています。

念仏して生きるところに、仏へ「お任せ」の世界が展開し、現実を受けとめ安心して生ききるのです。

六、仏智によって現実を受けとめた例

(1) 小牧専一郎医師・長倉博伯師の連携

私自身、かねがねターミナルケアに宗教を組み込まねばと思っていました。枕元にお坊さんに来てもらうことを希望する患者さんがいたら、ぜひお願いしようと思っていました。そして一人の患者(五十八歳、男性)に巡り会いました。

後腹膜の肉腫に対して、三年前から三回の手術を当院で受けた方です。最後の手術では色々

な臓器にがんがくっついており、完全に切ると出血死する恐れがあり、大半を残して腹を閉じました。

このことは彼に伝えなかったのですが、時間とともに増大し、いよいよ最期が近づきました。しかし如何に腹がパンパンに張り、痛くなろうとも愚痴一つ言わず耐えていました。私は彼の見事な耐えっぷりを驚嘆の眼差しで見ていました。しかし、いよいよ一人では歩けないほど重症になった段階で死を悟ったのでしょうか、悩みを話しはじめました。特に気になっていることといえば、その昔、つまらない夫婦喧嘩で家を飛び出し、以後妻子の生活の面倒をみなかったこと、実家にも出入りし難くなり、実の母の葬式に出なかったこと等でした。これを聞いてはじめて、彼がじっと痛みを耐えていた理由がわかったような気がしました。つまり自分を罰していたのです。しかしながら私がこの悩みを聞いてあげただけでは，何ら彼の心の重石を取ることにはならなかったようです。そこで私はこれこそビハーラの領域だと思い、僧侶としてビハーラに取り組まれている長倉伯博先生にお願いすることになりました。先生は心やすく来てくださいました。患者のその前後の興奮状態は見物でした。

その日は朝からそわそわしていたのです。私が病室に行くと一人歩きもできない状態なのに、「何を着ましょうか。何をお礼にしたら良いでしょうか」と聞く姿は、まるで小学校の遠足前というところでした。部屋は二人部屋でしたので、その間だけ一人部屋に移しました。そして

色々と話をしたそうです。（中略）

お坊さんが帰られた後の彼は晴ればれとした顔、これは一生忘れられません。そして、「良かった、良かった」と繰り返すのです。後日、長倉先生にどういうお話をしていただいたのですかと尋ねたところ、要点としては、世の中には、この方よりも家族に酷《むご》いことをした人がおり、そういう人でも仏さまはちゃんと救ってくださるということ、母の法事をお寺でお勤めをする約束をしたということでした。

このようなお話を我々医師にせよと言われても、それは逆立ちしてもできません。その道の方が、それらしく話してはじめて有り難くもなろうというものです。お陰様でこの方は、長倉先生がまた来ると約束してくださいましたので、それを楽しみに、残り二十日くらいを生きました。往生後の彼の顔は安らかで、正直ほっとしました。

（2）増田進医師（当時沢内村立病院院長）の述懐（私信による、二〇一五年）

あれは古い病院の頃でしたから昭和四十年代の後半です。患者は五十歳代の女性でした。隣接する秋田県の病院で横行結腸がんの手術を受け、沢内病院へ紹介され自宅療養となったのでした。

患者さんは元気になると頑張っていたのでしたが、ふとしたことで夫婦が口論になった時、ご主人が「お前はがんでもう治らないんだ」と言ったことがきっかけで、彼女は地獄の思いに落ちたのでした。往診していた私は「本当にがんか、今まで隠していたのか、治療はしているのか」と責められました。（中略）やがて病状が悪化し入院しました。彼女は「目を開ければ鬼が来る、目をつぶれば地獄が見える」と訴えられたものでした。その時、近くの病室にいたおばあさんが彼女の枕元に繁く通ってくるようになりました。そして「死ぬのは怖くないよ。お念仏を称えなさい」と繰り返し言うのです。そのうち彼女はおばあさんの言うとおりお念仏を称えるようになりました。

やがて彼女は落ち着き表情も穏やかになってきました。笑顔も見られるようになって私たちもほっとしたものでした。そして安らかに往生されたのです。そのことを当時の村長（太田祖電：大谷派僧侶）に「村長さんよりすごい宗教者がおられましたよ」と話した記憶があります。田舎で長く暮らしていますと、ここの人々の生死に対する達観といいますか素直さを感じ、私はよく「街の人たちはかなわないね」と言ったものでした。本当に尊敬する村人がいたものです。

七、まとめ

日本の医療界及び仏教界も過去の歴史を背負っています。その為、相互理解が不十分であり、同じ生老病死の四苦の課題に取り組みながらも協働ができていません。高齢社会を迎え、両者の協働が求められる時代性を迎えています。

科学的思考により、物の豊かさは実現できても、生きることの意味や目的に目覚めることはできません。医学は生物学的ヒトをモデルにして、病から救命、延命することが患者の幸せになると信じていました。「健康で長生き」をめざし、世界に誇る長寿が実現できたけれど、単に生物学的に長く生きることが幸せにつながるものではないことに気づきはじめました。患者の病気だけでなく全人的に考えて、「人間とは?」「人生とは?」と考える医療が大事だということです。

不安や病気を抱える人間を「全体的」に見て、患者の生活・生命の「質」を考えるということです。個々の患者に寄り添う人間らしい対応が求められるということです。「よき死」を含んだ人生全体の生命の質を思考することが大切です。今まで「死」をマイナス価値として、避けて逃げて先送りしてきたために、「よき死」ということに対応する文化の蓄積がありません。浄土教の教えでは、臨終に成仏して、仏になった存在は、「南無阿弥陀仏」となって、我々衆生済度のはたらきを展開してくれているとの受け取りです。そのはたらきを感得する者には、「よき死」とは、念仏して、往生浄土して「仏に成る」ことと受け取れます。高齢社会を迎えて、医療現場では宗教的情操が求められる時代を迎えています。

老・病・死に直面する時、老病死を受容する仏智が求められます。臨床の現場で対応する臨床宗教師、ビハーラ僧などの研修制度が始められました。欧米では宗教者養成の課程に臨床宗教師の要素が組み込まれているといいます。国民の理解を得ながら、さらに医療と仏教の協働を推進していくことが願われます。

（註1）WPC、Tom A Huchinson著、恒藤暁訳『新たな全人間的ケア』青海社、二〇一六年

（註2）村田久行「終末期がん患者のスピリチュアルペインとそのケア　アセスメントとケアのための概念的枠組みの構築」、「緩和医療学」第五巻第二号、二〇〇三年、六一―六九頁

【参考文献】

（1）厚生労働省「平成二十八年簡易生命表の概況」二〇一七年七月二十七日

医療現場における僧侶の役割

花岡　尚樹

一、医療現場で僧侶に期待されること

恩師である梯《かけはし》實圓《じつえん》和上から教えていただいた言葉。

「過去を変えることはできないが、意味を変えることはできる」
「人は事実で生きているのではない。意味をもって生きているのだ」

生老病死を四苦とお釈迦さまがお示しくださったように、人生は思い通りにならないものであります。ある日突然がんと診断され、死に直面したときに、人生そのものに対する問いが生まれます。

「自分が生きてきた意味は何なのか」「死んだらどうなるのか」

医療技術の発展は目覚ましいものがありますが、この問いに対して、明確な答えを与えてはくれません。現代医療で問題にしてきたものが、疾患の治療に焦点を当ててきたあまり、存在

の意味や、死んだら何処へといった〝いのち〟の方向性を解決するものではなくなってしまいました。

日本ホスピス・緩和ケア研究振興財団による全国の男女千人に聞いた二〇一二（平成二十四）年度の意識調査[註1]によると、「死に直面した時、宗教は心の支えになると思う」と答えた人の割合が五四・八パーセントで、二人に一人以上の人が、宗教は心の支えになると答えています。

これは前回調査の二〇〇八（平成二十）年度では「心の支えになると思う」と答えた人が三九・八パーセントであり、一五パーセント増加しています。また二〇〇八（平成二十）年の調査では「分からない」と答えた人が四三・四パーセントもいたのに対し、二〇一二（平成二十四）年調査では二六・二パーセントとおよそ半減。この四年の間で宗教に対する期待が大きく高まっていることがわかります。

この背景には二〇一一（平成二十三）年に起こった東日本大震災が挙げられます。震災により、多くの命が突然に奪われるという世の不条理。その現実の中で被災地での宗教者の活動がマスコミなどでも大きく取り上げられたこと。がんの宣告もある日突然告げられ、不条理を感ぜずにはおれません。「死すべき身」であることを知らされたとき、「死の意味」に対する答えを求める思いが、宗教への期待を高めたと考えられます。

一方、医療現場においては、がんの告知率が高まり、患者さん家族だけでなく医療者も死をタブーにせず死と向き合わざるを得なくなってきました。また、無意味な延命治療は希望しないという人も増え、より「死」が身近に感じる時代になりつつあります。

医療は本来、「人をいかに生かすか」にありましたから、「死んだら何処へいくのか」といった、いのちの方向性を明らかにするものではありませんでした。そのような中で、医療者も死を前にした患者さんにどう接し、援助していくかが問われるようになり、患者さんの「死」の問題、スピリチュアルペインに応え得る、僧侶への期待が医療者の間でも高まりつつあります。

しかし、宗教や僧侶への期待とは裏腹に、病院で僧侶の姿を見かけることはありません。私自身、患者さんから、「まだ世話になるのは早い」といわれたことが実際にあります。それくらい、病院での僧侶の姿は、死を連想させるのでしょう。

また、医療現場で働くスタッフは国家資格を有しており、専門的知識をもってケアに携わっています。キリスト教のチャプレンの場合はＣＰＥ(Clinical Pastoral Education 臨床牧会教育)と呼ばれる宗教者への臨床教育が体系化されており、医療現場における宗教者の活動が広く普及しています。一方、僧侶の場合は医療現場で活動するための臨床教育制度が確立されておらず、僧侶の育成が今後の課題といえます。

二、ホスピス・緩和ケアの目的と僧侶の基本姿勢

京都府城陽市に、二〇一二（平成二十四）年四月に開設された、あそかビハーラ病院（当時はあそかビハーラクリニック）。浄土真宗本願寺派が設立母体となり、親鸞聖人七百五十回大遠忌の記念事業の一環として開院されました。隣接する特別養護老人ホームのビハーラ本願寺とともに、ビハーラ総合施設として仏教、医療、福祉の融合・協働を目指す施設として期待されています。あそかビハーラ病院は、特に末期がんの患者さんを対象とした、ホスピス・緩和ケアを提供するビハーラ病棟（仏教ホスピス）で、僧侶が常駐し、日々患者さんご家族のケアに携わっています。

ホスピス・緩和ケアは、よく「死を待つところですか？」と聞かれますが、そうではありません。その人らしく最期まで生き抜くところが、ホスピス・緩和ケア病棟です。

ホスピス・緩和ケアでは、がんを根本的に治療するのではなく、痛みなどの症状緩和を行います。がん患者さんの痛みは身体の痛みだけではありません。精神的な痛みも伴ってきます。また社会的な痛みもあります。例えば治療費のことや、子どもが学生で学費をどう工面するかなど、社会的な痛みも切実な問題といえます。

更に、スピリチュアルな痛みというものがあります。痛みというより、苦悩と表現すべきか

もしれませんが、これは、「なぜ自分だけが…」とか、「生きている意味を感じられない」「死んだらどうなるのか」といった、根源的な苦悩を、スピリチュアルペインと呼びます。

これら、身体的、精神的、社会的、スピリチュアルな痛みを総じて全人的苦痛といいますが、それに対して医師・看護師・薬剤師・管理栄養士などの多職種がチームを組んでケアに当たります。そして、痛みなどの症状緩和を通して患者さんのＱＯＬ（人生の質・その人らしさ）を向上させるのが、ホスピス・緩和ケアの目的です。痛みの緩和が目的のようにいわれることもありますが、痛みの緩和はあくまで手段であって目的ではありません。例えば、絵を描くことに人生の生きがい（ＱＯＬ）を感じている人がいて、その人が痛みに苛《さいな》まれていると、絵を描くという、その人が大切にしていることが実現できません。そのために痛みを取り除くのであって、身体的、精神的、社会的、スピリチュアルな痛みの緩和は、手段であり目的ではないということです。様々な痛みを緩和したその先の目標は何なのか。それはその人その人によって違いがあり、百人の患者さんがいれば、百人ともその目標は変わってきます。医療者の目線、医療者のゴールではなく、常に「患者さんにとってのニーズは何なのか」に立ち返っていく姿勢が求められます。

医療現場で活動するうえで、まず大切なことは、医学的な知識でもなければ、心理学の理解でもありません。また深遠な真宗学の知識でもありません。まず一番大切なことは「社会人としての基本マナー」です。

ごくごく当たり前のことですが、「おはようございます」と明るく挨拶をすること。「ありがとうございます」と感謝の気持ちを伝えられること。「すみません」と率直に謝ることのできる謙虚な態度。それができなければ、どこの現場でも受け入れてもらうことはできないでしょう。そんな当たり前のことが僧侶には欠けていると、看護師からよく注意を受けます。

社会人としての基本マナーだけでなく、「病院での常識・マナー」も大切です。病院に着いたらまずは手洗いとうがい。病室に入るときも出るときも手指の消毒。とにかく感染・衛生面に注意を払わなければなりません。身体介護なども自分の判断で行うのではなく、必ず病院看護師の指示を仰ぐことが大切です。患者さんから「お茶を飲みたい」と訴えられ、良かれと思いお茶を飲ませたとします。しかしそれによってムセてしまい、結果として誤嚥《ごえん》性肺炎によって死に至ることも考えられます。良かれと思って成した行為が、相手を傷つけ、引いては自分を傷つけることも起こりうるのが医療現場です。ですので、個人情報の保護も含めて、「医療現場での常識・マナー」も遵守しなければなりません。

廊下を歩く時の足音、歩く姿勢、身だしなみ。患者さんに話しかけるときの目線の合わせ方、間の取り方。僧侶の存在が、清々しく、そばに居てくれているだけで心が落ち着く。そんな雰囲気を醸し出せることも大切なことです。自分の意見は主張するが、相手の意見は聞こうとしない。そんな態度では、かえって僧侶の信頼を失いかねません。

医師や看護師など、医療スタッフはその道のプロとして、立ち居振る舞い、言葉遣いから細心の注意を払いながらケアにあたっています。そのプロから見れば、医療現場での経験のない僧侶の存在は、危うくてならない者として映ることは致し方ありません。だからこそ、「社会人としての基本マナー」と「病院での常識・マナー」が実践できること。患者さんご家族との信頼関係を築くことは大切なことではありますが、まずは医療スタッフとの信頼関係、潤滑なコミュニケーションが取れることが、何よりも重要なことであります。

医療現場での僧侶の基本姿勢は、まずはホスピス・緩和ケアの目的に沿ったケアを僧侶がよく理解をしていること。患者さんが大切にしているものを僧侶も大切にし、患者さんのニーズに寄り添えること。自分が大切にしているものを伝えることが目的ではありませんので、信者を獲得することや、布教活動をすることが目的ではありません。それが、医療現場でのビハーラ活動の大切な基本姿勢といえます。

三、医療現場におけるビハーラの意義

欧米ではチャプレンと呼ばれる聖職者が病院に配置されていて、スピリチュアルケアに携わっている例が多くあります。日本でもキリスト教系の病院ではチャプレンがスピリチュアルケ

アに携わっていますが、この方たちは、自分の宗教の教えや価値観を押し付けることはしません。

チャプレンは、相手の宗教を尊重し、またその人がどんな人生を歩んでこられていたとしてもあるがままに受けとめ、どこまでも患者さんの話を聴くことに徹します。患者さんが語る物語を紡いで、その人自身が歩んでこられた人生の物語を紡ぎ出すお手伝いをします。

人は老病死という人生の危機に直面したとき、自分が生まれてきた意味や死んでいくことの意味を問いだします。元気なときには経済的に満たされることや、社会的な地位を高めることに、自分の人生に価値を見出そうとします。しかし、老病死によってこれまでの人生の依りどころや価値観が崩壊したとき、新たな依りどころや生きる価値観を見出そうとします。老病死は自分のいのちを超えた価値に出あえるチャンスであり、そのお手伝いをするのが宗教家の役割です。

阿弥陀さまの教えをいただいている私たちは、その教えを患者さんに説いてしまいがちです。しかし、患者さんには様々な宗教を信仰されている方がおり、僧侶自身の宗教を押し付けることは許されません。相手の宗教性を尊重する姿勢が求められます。

実際、夫の病気をきっかけに、カルト的な宗教を信仰されるご家族もいます。僧侶として、「そんなことをしても意味がない」と言ったなら、その方が夫のことを大切に思う、その気持ちまで切り捨ててしまうことになりかねません。まずは、そこまでせざるを得なかった気持ちや、夫への思いを聴くことからはじめなければ、相手を傷つけてしまいます。

僧侶は教えを知っているだけに、教義にそぐわない考え方に対しては、肯定的に受けとめられないことがあります。相手の思いを否定して、自分の考え方に相手を近づけようとしたり、相手の思いや考えに善悪の判断をつけて裁いたりすることは、医療現場では絶対にしてはならないことです。相手の気持ちを踏みにじるだけでなく、医療者との信頼関係も損ないかねません。

僧侶の活動はややもすると、答えを自分が持ち、可能性を自分が与えられるように思われがちですが、そうではなく、どこまでも主語は相手にあるものであって、僧侶に主語があるのではありません。僧侶に主語がないとすれば、医療現場で働く僧侶の役割はどこにあるのでしょうか。

たとえ僧侶であっても、死の前には無力な存在であって、実際に患者さんやご家族の前では、今まで僧侶として学んできた知識や経験が、まったく活かせないことに多くぶち当たります。逆に、死の問題にこそ僧侶だから何か答えることができると思うと、それは大間違いです。そんな達観した僧侶が発する言葉が、かえって患者さんを傷つけていることもあります。大切なことは、僧侶も死の前には無力な存在であり、自らも教えを聞かせていただいている立場であることを忘れてはなりません。患者さんも、そしてこの私も、ともに阿弥陀さまから願われている存在であること。その御同朋の精神こそがビハーラ活動の特徴であり、ボランティアとの違いもそこにあるといえます。

ボランティアの場合は、「ケアする私」と「ケアされる他者」という横軸の関係性となります。ビハーラの場合は、阿弥陀さまという縦軸の関係性がメインとなり、「ともに願われている存在」という視点がボランティアとビハーラの大きな違いとなります。

僧侶は阿弥陀さまの教えを聞かせていただく身として、死の前には無力な存在でありつつも、死を滅びとしてではなくお浄土に参らせていただくという死生観を持ち合わせています。もし「死んだらどうなるの？」と問われたときに、そこに寄り添う人が、死ぬことは虚しい滅びとする死生観を持ち合わせていたとします。するとどうでしょう。自らの死生観がぶれてしまうと、患者さんの思いを受け止めきれなくなることがあります。

医療現場での僧侶は浄土真宗の教えを直ちに説く立場ではありませんが、教えをいただく身としてぶれることなく、かつ患者さんの死への不安にも一緒に揺れることのできる、〝竹のような存在〟が、僧侶であることの大きな意味であります。そこには「ともに阿弥陀さまから願われている存在」であることを聞かせていただいているからこそ、患者さんの死への不安を我が身の問題としてともに悩み、阿弥陀さまの願いに立ち返ることができます。

改めて医療現場で働く僧侶に求められることは、相手の価値観を尊重し、自分自身の価値観を押しつけないこと。一方、自らは阿弥陀さまのみ教えを我が身にいただくこと。

自分自身の価値観を押しつけないためには、まず、自分自身がどのような価値観を持っているかという、「自己覚知」が重要になります。「自己覚知」というのは自分自身の価値観を知ること。自分自身に向き合うこと。自分自身の価値観、自分自身がどういう存在であるかを知らないと、知らず知らずのうちに、自分の価値観を相手に押しつけてしまうことがあります。

自分自身と向き合うことは大変しんどいことでありますが、阿弥陀さまの智慧と慈悲に照らされて自分自身を知らせていただくのであり、その点、浄土真宗の信心の構造が二種深信《にしゅじんしん》となっているのは意味深いことであります。つまり、出離生死《しゅつりしょうじ》の前では、自身の力は当てになるものではなく、自らの無力さを知らせているのが「機《き》の深信」、自らの無力さを知らされているままが阿弥陀さまのお救いに任せている「法《ほう》の深信」という二種類です。

医療現場で活動する僧侶には、自分自身向き合う姿勢と同時に、ゆるぎない信心が求められますが、それはまさに二種深信そのものであり、その「自信」をもって必然的に「教人信《きょうにんしん》」していく、「自信教人信」が臨床の現場で求められます。そして、そのような存在が医療現場で活動することにより、阿弥陀さまから願われている安らぎが伝わることが、医療現場におけるビハーラの意義があります。

四、医療と仏教の融合を目指して

僧侶の役割は、患者さんご家族へのケアだけではありません。日々行われるカンファレンスでは、医師・看護師・薬剤師・栄養士・医療ソーシャルワーカーなど、医療チームの中に僧侶も加わり、ともに情報交換を行います。

患者さんは、医療スタッフに話しにくいことも、第三者的に関わる僧侶に対しては打ち明けるときがあります。例えば、薬の効果について、医師や看護師には、「よく効いている」といっていても、僧侶には「あまり変わらない」と、本音を漏らされることもあります。また、医療者と患者さんの間では、身体的な話題が中心的になりますが、僧侶に対しては、身体的な話題よりも、自分自身が歩んできた人生において大切にしてきたもの、家族への思いなどを話されたりします。

医療スタッフはどうしても患者さんの語りを客観的に捉え評価しますが、僧侶は患者さんの語りに評価を加えずに聴くことに徹します。評価されると本音が話しにくくなりますが、評価せずに聴くことによって、患者さんが抱えている率直な思いに耳を傾けます。

そういった情報をカンファレンスにもちより、疾患の部分だけではなく、患者さんの人生を全人的に捉えられるように情報を共有していきます。

人の死に関わる現場では、患者さんを前に医療者も真剣に悩み、ときには医療者自身も無力感に苛《さいな》まれることがあります。一切の妥協が許されないのが医療の現場でもあり、ときには医療者同士がぶつかり合うこともあります。

そのような医療者の悩みを僧侶が聴き、スタッフのケアを担い、医療従事者の潤滑油となるのも僧侶の役割です。この医療者との連携が、一般の傾聴ボランティアとは異なる、医療現場における僧侶の重要な役割といえます。

ただし、病院で働く僧侶に医療認識がなければ話になりません。少なくとも、患者さんに処方されている薬がどのような薬であるのか、また、患者さんがどのような病態で、今後どのようなことが起こりうるのか、最低限の医療認識がなければ、医療者との協働は成り立ちません。

例えば、病状の進行とともに体力が落ちてくる中で、ご家族が面会に来る夕方にあわせて、午前中は薬で休んでもらい、夕方にしっかり起きられるよう薬剤を医師が調整していたとします。そのことを知らずに午前中に僧侶が訪室し、患者さんに話しかけて起こしてしまうと、薬剤の調整もご家族との時間も、すべて台無しとなります。ですので、医療認識のない僧侶の身勝手な行動は、医療チームの輪を乱すばかりでなく、患者さんにも良い影響を与えません。かえって邪魔な存在でしかありません。

医療現場で働く僧侶には、最低限の医療的認識が必要で、高い専門性が求められます。

医療の現場では、ただ教条的に教えを説くだけの僧侶は、患者さんからも医療スタッフからも敬遠されます。患者さんやご家族は、自身の悩みを聴いてくれる僧侶の存在を求めています。また、医療者は、チームの一員となり、医療者の悩みにも応えられる僧侶の存在を必要としています。

病院で働く僧侶には、医療者以上に患者さんの生と死に真摯に向き合う姿勢が求められます。その際に大切なことは、自分が患者さんを評価しケアしているとは思わないこと。逆に自分が患者さんや医療者から評価されているということを忘れてはなりません。そして私自身が死にゆく患者さんから大事なことを教わるという姿勢が一番大切です。

死の前には無力な存在ではありますが、阿弥陀さまの教えに生かされる身を患者さんのもとに置きつつ、患者さんの「生」と「死」をつなぐ懸け橋として、また、医療者と患者さんの隙間を埋められる。そのような僧侶の存在が医療の現場では求められています。

（註1）日本ホスピス緩和ケア研究振興財団「ホスピス・緩和ケアに関する意識調査」
https://www.hospat.org/

（註2）『浄土真宗聖典七祖篇（註釈版）』四五七頁、「『深心』といふはすなはちこれ深く信ずる心なり。また二種あり。一には決定して深く、自身は現にこれ罪悪生死の凡夫、曠劫よりこのかたつねに没しつねに流転して、出離の縁あることなしと信ず。二には決定して深く、かの阿弥陀仏の、四十八願は衆生を摂受したまふこと、疑なく慮りなくかの願力に乗じてさだめて往生を得と信ず」

（註3）『浄土真宗聖典（註釈版）第二版』四一一頁、「みづから信じ、人を教へて信ぜしむること、難きなかにうたたまた難し。大悲弘くあまねく化するは、まことに仏恩を報ずるになる」

第二章　ビハーラとカウンセリング

ビハーラ活動のなかで、カウンセリングの占める割合は大きく、またその意義も重要であります。

そこで本章では、カウンセリングとはどのようなものかをわかりやすく解説します。次いで、ビハーラ活動におけるカウンセリングの意義とその役割について述べていきます。

最後に、実際のビハーラ活動においてカウンセリングがどのように生かされているかを具体的な実例を示しながら説明します。

ビハーラとカウンセリングの接点

滋野井一博

一、カウンセリングの特性と志向するもの

カウンセリングという言葉の語源は、ラテン語の『consilium』（相談する・助言する・協議する）や、古代フランス語の『counseiller』（相談する）に由来するといわれています。このように、人間が集団で暮らすようになった古代よりカウンセリングという行動があったことが知られています。

現在のカウンセリングは、社会の構造が複雑化するにしたがい、人々の悩みも多岐にわたり、その相談内容も多様化してきたことから、その活動に対して一定の専門的な知識や技術が要求されるようになり、心理学に基づくアプローチとして悩める心とその人自身を対象とした営みとして発展してきました。このような心理的なカウンセリングは、カウンセリングを行う人（相談される側）とカウンセリングを受ける人（相談する側・来談者）とのコミュニケーションを通した人間関係の中で展開されます。この両者の呼び方ですが、一般的にカウンセリングを行う人をカウンセラー（counselor）と呼び、カウンセリングを受ける人（相談する側・来談者）

をクライエント（client）と呼んでいます。

こうした心理的なカウンセリングは、「クライエントに対して、面接やグループ・ワークによる言語的または非言語的コミュニケーションを通しての心理的相互作用（人間関係）によって、行動や考え方の変容を試みる援助の方法であり、クライエントの人格的統合の水準を高めるための心理的方法[1]」と定義されています。つまり、カウンセリングを通して、クライエントが生活場面で、自発的に自分で意思決定ができるようになることと、また心理的カウンセリングにおいて、来談者の考えていることや気持ちを聴き、その内容を整理していく過程を通して本人が成長することにより、悩んでいた問題が問題でなくなること（解決）を目的としています。したがって、カウンセリングにおけるクライエントの要件としては、相談内容について真に自分の問題として解決しようという意欲があることと、自分の思いを的確に言語で表現できる能力があることが前提となります。

このようなカウンセリングにおいて、クライエントとカウンセラーの関係は対等の関係であることが重要であります。そして、その展開におけるカウンセラーの姿勢としては、クライエントに心理的に寄り添いながら、クライエントのあるがままの姿を見いだし、その存在を受容し、クライエントが話した内容に共感するといった人間関係を深めていこうという支持的な働きかけを大切にしていきます[2]。言い換えると心理的なカウンセリングとは、心理学的な理論を背景に悩める人とともに考えながら歩む営みであるともいえます。したがってこのカウンセリングは、心の悩みの解決を図るための手段や方法を伝えたり教えたりすることではなく、カウンセリングを通して悩める主体が心に抱く『気づき』を通して心の癒しを基盤にしながら展開されます。そして、その悩みの生じた真の原因を探り、クライエント自らが自己の内面を深く洞察し、人格の統合・完成を目指す過程において、新しい自分に出会いながらあるべき自分や望ましい自分が志向されるアプローチであるといえます。

このような心理的なカウンセリングの対象となる心には、日常の人生の営みの中で「自分を見失いそうなときに立ち止まらせてくれる心」と「自分自身を根底において支えてくれる心」といった二つの側面が存在しているといえます。前者の悩みとしては、実践者との契約のもと、治療的な視点に立つアプローチが展開され、後者の悩みとしては、育む視点に立つアプローチが展開されます。

治療的な視点に立つアプローチには、心の状態や行動として現れた問題を改善していくプロセスを通して、その悩みの解決が求められます。このアプローチでは、対象者自身が気づいていなかった日常生活の事象に目を向け、その事象に生じるその人自身の認知や行動の変容を目的としています。したがって、このアプローチは、その人自身やその人の人間関係に変化を与える方法であるとともに、強い心の悩みを持ち、日常生活に著しい支障をきたしている対象者に対して、心理臨床家が専門的な知識や技術を用いて行う心理的援助であるといえます。したがって、このようなアプローチは、悩みの解決に有用となる心理療法として取り組まれていくことになります。

これに対し、育む視点に立つアプローチでは、対象者自身が人格を陶冶《とうや》していくことが求められます。つまり、対象者自身が気づいていなかった内的側面に目を向け、自己洞察を深めていく過程を通して、今までなかった行動を生み出していくことを目的としています。このアプローチは、対象者の悩みを直接解決することではなく、その悩みを手がかりとして、心理臨床家と対象者の人間関係を深め、それを通して、その人自身の人格がバランスよく発達・統合されるように心理的に援助していきます。つまり、対象者自身が自己の人間性を開発し、発展させていくための援助を目的としているため、自分を育てる開発的なアプローチであるともいえます。このようなアプローチでは、その人の対人関係能力や感受性、自己実現能力などの育成がなされていくため、問題行動を起こさずに済むという予防的な視点を期待されるのも特徴といえます。

二、ビハーラの特性と志向するもの

わが国で実践されてきたビハーラが志向する願いは、その活動に集う人たち自身が、話題となる苦しみや悲しみを縁として、自らの人生の意味をふりかえり、死を超えた心のつながりを育んでいくことにあります。つまり、仏教を背景として実践されているビハーラは、仏教・医療・福祉のチームワークによって、支援を求めている人々を孤独のなかに置き去りにしないように、その不安に共感し、少しでもその苦悩を和らげようとする活動であり、その活動において言説を超えて命を共有し、共生する地平に立って、本人の人格的成長を目指しているといえます。

ビハーラにおける悩める主体と向き合うアプローチでは、「対機《たいき》説法(3)」の視点を大切にしています。この視点に立つアプローチは、個々の悩める心が、その活動に求めるものに応じて展開していこうとするものです。具体的な活動としては、悩める心に応じて「対話」「介助」「朗読」「訪問」「相談」「法話(4)」が実施されます。こうした活動の前提として宗教的な視点が重要とされます。しかし、その実践においては、原則として特別な資格を有することにこだわりません。基本的には、その活動に自由にいつでも参加できることを大切にしています。その活動の展開では、その活動に集いし人たちが、互いに生まれ、老い、病み、死なねばならない人間としての避けて通ることができない心の悩みに共感しつつ、苦難の中にいる人々が心を開いてその思いを語り合うプロセスを通して、その心と命を互いに支え合っていくことを目的としています。

このように宗教的な悩みに対する活動において、人と人との間で展開される営みは、「大悲を学べ」と悟された仏陀の教えに向き合おうとする心の構えを構築し、自らの死を意味の理解として受けとめて、今を生きる知恵を養っていくことで心のやすらぎを目指すアプローチといえます。こうした人と人との出会いの中で仏法を聞き、聴聞することによって悩みを受けとめていくことになります。その展開の中で、人間を超えた「智慧に触れる」といわれる「目覚め」[5]を体験することにつながっていきます。この「目覚め」とは、私を生かしきってくださるはたらきである法に目覚め、法に目覚めることによって自己にも目覚めることになり、今ここに生かされているということの喜びと出会えることとしています。

以上のことを踏まえると、ビハーラとは、法の大きなはたらきに照らされながら、仏に目覚め、自己に目覚めていくという、いわゆる「信心」をいただくという「目覚め」の体験を通して人間の知恵を越えた智慧に出会うことを志向するアプローチといえます。

三、ビハーラとカウンセリングの相違点

ビハーラとカウンセリングの接点を探る前提となる相違点について、両者の特性と志向する視点を踏まえて整理しておきます。

まず、ビハーラにおいて向き合うことになる対象は、カウンセリングが対象とする人間と人

間との出会いから、さらに人間と人間を超えたものの存在との出会いとして展開していきます。また、ビハーラで取り扱う悩みは、全ての人に共通に有する人間としての根源的であり個を超えた宗教的な悩みであるのに対し、カウンセリングでは、「今」「ここで」生きる上で生じる個人的で心理的な悩みとなります。それ故、ビハーラにおいて展開される話題としては、誰とでも共有できる内容であるのに対し、カウンセリングではその人とのみ共有できるものが取り扱われることになります。

更にその活動が志向する視点として、ビハーラは、法の大きなはたらきに照らされながら、自分に目覚めていくという、いわゆる「信心」をいただくという『目覚め』の体験を通して、人間の知恵を超えた智慧に出会うことを志向するアプローチであるといえます。それに比して、カウンセリングは、心の癒しを基盤にしながら、悩める主体の『気づき』を通してあるべき自分、望ましい自分を志向するアプローチであるといえます。

四、悩める主体と寄り添う活動

ビハーラとカウンセリングの相違点を踏まえながら、悩める主体に寄り添う活動の視点から両者の接点について論じていきます。

今日のビハーラとカウンセリングでは、ともに一期一会の出会いとその関係性を大切にして、個別の対話や同朋による談話の形式を用いた心の交流が展開されています。このように両者の活動形態には、話題の質と悩める主体のニーズを踏まえた個別性または全体性の視点に立つアプローチがともに存在しています。

その営みを通して、その活動の参加者は、「人とは？」「自分とは？」「生きるとは？」といった「問い」をテーマに、自分を見つめていこうとしていきます。両者は、ともにこの世においてわが身に命をいただき、今を生きる人とその心を対象とし、話題としては、その対象が生きる営みを通して抱いた心の悩みを取り扱います。つまり両者の活動は、生きていく上で生じた悩みから生じる身体性を備えた行為であり、個々の固有世界における場所や時間の中で、対象や事象の多義性を十分考慮に入れながら、相互関係において生じる交流の事象を捉える方法であるといえます。そのため、その活動の展開においては専門的な理念や手法の重要性と、その活動に携わる者に対する資質が問われるようになってきたということも、両者の接点として指摘することができます。両者のこのような実践スタイルは、悩める心の求めやその時代に生きた悩める主体がともに集いながら生きる社会の要請に応じて必然的に変容してきたものであり、今後の歩みにおいてその発展が望まれる活動であるといえます。

今日実践されている両者の活動では、対象者を客観的に捉えるのではなく主体として人間的に捉え、その存在をあるがままに受けとめるといった受容的なかかわりや、来談者の考えていることや気持ちを聴きながら共感的に理解していく過程を大切にしています。その展開は、非言語的要素を大切にしながらも言葉を中心に用いた心のキャッチボールといえます。こうした心の交流を通して、実践者は来談者の心の悩みと生き方に意味を感じていきます。その実践者の存在と来談者とのかかわりを通して、来談者自身が現在の自分の存在する意味を感じていくのです。この営みをくりかえしていく中で、来談者自身が自分らしい自分のあり様や自分が望む自分に気づいていくことを志向していく活動であるといえます。

このような視点をもって悩める主体と出会う意味を大切にし、その主体と向き合い、その人自身が見つめるものをともに見つめ、ともに考え、ともに歩むプロセスにビハーラとカウンセリングの接点が存在するように思われます。

五、死することとの問いとの出会い

死することとの問いとの出会いの視点から、ビハーラとカウンセリングの接点を見つめてみます。

私たち人間は、わが身に命を授かった瞬間を体験したはずなのですが、その体験を言葉で表現し、自分が経験したこととして整理することができていません。しかし生物学的には、この世に生を受けており、その命は有限であることは確かな部分として理解している自分が存在しています。しかし、現実的には確かな死の期日の予測が不可能であることをもって死の非日常性を依りどころとし、それが必然的にわが身に訪れるということを忘却する傾向があります。また自分の死や隣人の死などを話題とした、自分にとって死することの問いについては、人生の営みの中である日突然遭遇することがあります。こうした状況に直面した多くの人たちは、一人でその死の事象を見つめる言葉に出会い整理して生きていくにはとても困難な状況に置かれることになります。このような生死の事象を我が人生の心の悩みとして見つめようとする来談者と向き合う活動は、その人自身が自分の生や死を必然的な事実として受けとめていこうとする過程をともにする中で、その人自身が死するその日まで生きていくことを見守る営みといえます。

こうした死を見つめた心の悩みは、ビハーラはもとより日常の心の悩みを話題にしたカウンセリングの展開においても表現されることがあります。悩める主体が自分の体験を基にして言葉で整理できない人生の問いに遭遇したとき、心の悩みに対する援助を実践する者として心理的なアプローチの限界を感じることがあります。このような「自分にとって死することの問い」と向き合うには、生きることと死することを生の営みのプロセスにおいて連続性の視点で見つめてみる必要性を感じています。

個々の人生の営みの中で、このように生きていく上で生じる心理的な悩みとすべての人が避けて通ることができない悩みとが複雑に絡み合った思いとして出会うことになります。このような心の状態に対する援助としては、両者に焦点を当てた相互補完的なアプローチが必要となってきます。

更にその悩みを抱えた思いは常に揺れ動き、その容態は「その悩みから逃れたい」「何とか解決したい」といった思いとも絡まって変容していきます。このような心の悩みと向き合いながら生きていこうとする試みも「自分探し」の歩みそのものといえるかもしれません。しかし、その営みを展開していく中で、人と人との出会いによって繰り返し得られた気づきでは解決できない悩みとして、その「死することの問い」で心が覆い尽くされたとき、身動きの取れない状態に陥ってしまうことがあります。こうした心の状態に対する支援としては、カウンセリングからビハーラへの移行が期待されます。このように連続した悩みの展開の中で、日常の悩みから生死の悩みへと質的な変容過程においても両者の接点をみてとることができます。

六、実践者に求められるもの

悩める主体に寄り添う実践者に求められるものに視点をあてながらビハーラとカウンセリングの接点について考えていきます。

ビハーラやカウンセリングの展開では、実践者との心の交流を通して、来談者は「あるがままの自分」や「悩める自分」を受けとめるといった自己の存在感や肯定感を抱く過程を通して、自らの心を育んでいくことになります。このときに実践者には悩める主体の心のあり様を映す「心の鏡」としての機能を有することが期待されます。

そして、来談者はその活動を通して得られる「気づき」とともに、ひとときの安堵感を通して「心の癒し」を感じていきます。こうして「癒された心」にわき出でる「生きていこうとする心のエネルギー」を基にして、わが身に命を授かり死する瞬間まで、生きる主体自身が自らの足で更なる悩みと出会う自分探しの旅に出向いていくことになります。こうした展開において実践者が忘れてはいけないのは、わが身も今を生きる悩める主体であり、来談者とは同朋であるともいえる存在であるということです。つまり、実践者には来談者にとって生きるモデルとしての機能が望まれます。

さらに実践者には、その活動において様々な価値観を有する人たちと向き合うことになります。このことから多様な価値観を有する人たちが語る言葉を翻訳するといった一般性と関係性の視点に立つ機能を有することが求められます。

このような視点をもって諸理論に基づく専門性を有する実践者は、悩める主体との出会いの意味を大切にし、ともに向き合い、その主体が見つめるものをともに見つめ、その話題の中でともに考え、ともに歩む展開において「自分らしい自分」「同じ悩みを抱く同朋たち」「生きる営みをともにしていく仲間」さらに「自分を超えた存在」との間を繋ぐといった促通者（ファシリテータ）としての機能が求められます。

このようにビハーラやカウンセリングの実践者には、ともに実践していく前提として求められる「専門性」や悩みのニーズに応じた実践形態を試行する際に必要となる「個別性と全体性」の視点に加えて、「心を映す鏡」「生きるモデル」「翻訳機能」「促通的な機能」などの「関係性」の視点に立った様々な機能の重要性を認識していくことが求められることになります。そしてこうした機能を有するために日々惜しむことなく研鑽していく姿勢を大切にしているところにも、両者の接点を見て取ることができます。

【参考文献】

（1）小林司編『カウンセリング大事典』新曜社、二〇〇四年、一〇八頁

（2）C・ロージァズ、佐治守夫訳編・友田不二男訳『カウンセリング』（ロージァズ全集2）岩崎学術出版社、一九六六年（原著はRogers, C. R. Counseling and Psychotherapy. Houghton Mifflin,（一九四二年））

（3）友久久雄他編著『仏教とカウンセリングの意義―悩みに対する宗教的・心理的アプローチ―』自照社出版、二〇一六年、三六頁

（4）浄土真宗本願寺派ビハーラ実践活動研究会『ビハーラ活動―仏教と医療と福祉のチームワーク―』本願寺出版社、一九九三年

（5）友久久雄編著『仏教とカウンセリング』法藏館、二〇一〇年

ビハーラにおけるカウンセリングの意義

小正　浩徳

私たちの生活の中で、「心のケア」という言葉がずいぶんと聞かれるようになったように思います。阪神淡路、東日本、熊本大分での震災被害をはじめとして、様々な事故や事件、学校や会社などの集団生活における難しさ等、新聞やテレビといったマスメディアでこの「心のケア」という言葉を目にし、耳にします。そして、「心のケア」という言葉と共に「カウンセリング」という言葉も併せてよく知られるようになりました。

そこで、ここでは、ビハーラにおいてカウンセリングがどのような意義を持つのか、考えていきたいと思います。

ところで、「心のケア」としてのカウンセリングとは、心理療法とも言われます。心理療法は、多くの理論や方法論があります。しかし、どのような心理療法であれ共通することがあります。それは、「心のケア」が必要な人たち、悩みを抱えている人たち、即ち相談者（クライエント）を第一に考えることです。このことを明確に述べ、クライエントを中心とした心理療法をつくりあげた人がいます。それがカール・ロジャーズです。そこで、ここでとりあげるカウンセリングとはロジャーズによるカウンセリング（クライエント中心療法・来談者中心療法）を基にしたいと思います。

一、カウンセリングにおける悩みとその解消

カウンセリングを受ける人たちの悩みは、大きく二種類に分けることができます。

一つめは、ノイローゼなどとも言われる神経症による悩みです。この悩みに対するカウンセリングは通常カウンセリングの専門家が治療的に行います。

二つめは、日常生活上のことによる悩みです。たとえば、結婚や出産、進学や就職、転校や転居など人生の節目や、家族や友人などとの人間関係での悩みとなります。

これらの悩みは、悩みそのものの解消が目標となるわけではありません。その悩みを契機として、悩みを抱えている自分自身について考え、〝本当の自分〟に気付くことが重要となります。ロジャーズは、クライエントとは「不一致」の状態にある人のことだと、次のような例を挙げて説明しました。

大学の側にいくことや、ある試験が行われる建物の階段に恐怖を感じる学生がいました。大学で学ぶことや試験を受けることは、彼の欠点を明らかにすることとなりかねません。

彼自身の心はそうした経験をすることが耐え切れなかったのです。結果、大学の側に行くことや、試験の教室へ行くために階段を上がることへの恐怖を感じたのです。そして、そうした場所を避けようとすることで、自分自身の欠点を明らかにしないですむようにしていたのです。(1)

つまり「不一致」とは、こうありたいと思う自分または周りから評価されている自分と、実際の体験・経験によって明らかとされる自分の間に大きな隔たりがあるということです。そのことによって、悩みという形で表面化し、生じるのです。

では、この学生の悩みが解消するというのはどういうことになるのでしょうか。大学や試験を受けるために階段を上がれるようになることでしょうか。そうではありません。

大学や階段に対する恐怖という悩みを手掛かりとして、こうした悩みを抱える自分自身とはどういうことなのかを考えていくことが必要になるのです。

たとえて言いかえるならば、今の自分は大学や階段への恐怖という仮面を被った存在であり、その下にある素顔の自分にこそ悩みの原因があると気付くことと言えます。そして、素顔の自分になるために仮面を外そうとする過程の中で自分のなかにある矛盾に気付くのです。こうして自分に対する洞察が深まり、〝本当の自分〟に気付くのです。するとその仮面も取りはずされていきます。

この学生でいえば、こうありたいと思っていた自分、しかし本当は欠点がある自分、それを受けいれることの出来なかった自分……このような自分自身に気付くことで、表面上の悩みであった恐怖は無くなり、「不一致」の状況が解消されていくのです。

では、悩みを抱え、仮面を被った自分から〝本当の自分〟に気付くにはどうしたらよいのでしょうか。

ロジャーズは悩みを抱えたクライエントに出会う人、すなわちカウンセラーについても説明しています。

彼はカウンセラーの必要な態度として、次の三つをあげました。

一つ目は、純粋性または自己一致です。これは、カウンセラー自身が自分の感情をごまかすことなしに、クライエントに接するということです。

二つ目は、無条件の積極的関心または受容です。これは、クライエントを条件付けることなく、クライエントを温かく受容するというものです。

三つ目は、共感的理解です。クライエントの感じている世界を、あたかもカウンセラー自身の世界のように感じ取るということです。

彼は、この三つが必要であると端的に述べました。しかし、これを実践していくことは非常に難しいのです。

たとえば、「もう死ぬしかない」と話すクライエントの気持ちにそのまま寄りそうことができるでしょうか。このような発言は、カウンセラー自身に葛藤を生じさせます。クライエントにそうして欲しくないという感情がカウンセラーに湧き上がるためです。こうした感情はクライエントを受容していると言えるでしょうか。

ロジャーズは、こうしたカウンセラーの体験を「最深部にうごめいている葛藤」と表現しました。その上で、カウンセラーがクライエントのどんな結果もどんな方向も選択肢の一つなのだと自ら進んで受け入れようとするとき、クライエントは建設的な行為を選択するのだろうと言いました。

これは、クライエントを受容していく中、カウンセラーは自身の感情と相反するような体験を時にすることで、クライエントの思いや感情に深いところで共感的に理解することができるということです。

そして、クライエントとカウンセラーがそれぞれ自身の気持ちに向き合うという内的体験を行うこのようなカウンセリングによって、クライエントは〝本当の自分〟に気付くのです。

こうしたカウンセリングで重要となるのは、積極的傾聴です。これは、ただクライエントの話すことを聞けばよいというものではありません。クライエントの「心」を聴こうとしていくのです。

クライエントの「心」とは、気持ちや感情を代表に思いや考えや態度など、クライエントの「人となり」すべてを聴いていこうとするのです。

先の「もう死ぬしかない」と語るクライエントであれば、その言葉を発せざるを得ないクライエントのこれまでの生活や対人関係などへの気持ちを聴いていこうとするのです。それと同時に、言葉の調子や表情、態度といったクライエントのすべてに対して、五感を働かせて聴いていく姿勢が大切になります。

このような姿勢により、クライエントはありのままに自分自身の思いを話すことができ、そのことによって仮面を取り、〝本当の自分〟に気付いていくのです。

二、ビハーラ活動におけるケア

ビハーラ活動におけるケアは、すでに第一章で述べられている通り、緩和ケアが主軸となります。緩和ケアとしてまず挙げられるのが、がん患者とその家族への対応です。ここでは、がん患者に焦点を当ててみます。

がん患者は、がんという病気そのものの治療だけでなく、痛みや倦怠感などへの身体的なケアが必要となります。こうした身体的なケアは医者が中心となり、痛みや倦怠感などを和らげます。

一方、がんは人の心にも影響を与えます。よく知られているのは、キューブラー・ロスによる死の受容プロセスです。

今でこそ、がんは早期発見・早期治療により延命できるようになりました。しかし、キューブラー・ロスの時代では、がんは死への宣告に等しいものがありました。こうしたがん患者さんたちへのインタビューを通して、五つの心理的変化を明らかにしたのが死の受容プロセスです。そこでは、がんと分かった時の患者さんの苦悩や怒り・不安から落ち込みを経ることで、ようやく自分の死を受け止めることができていくということが言われています。

がん患者さんの、苦悩や怒り・不安、落ち込みといった心の痛みへのケアも必要になります。合わせて、がん患者さんの家族の心のケア、その患者さんが亡くなられたあと遺族となられた時のケア（専門的にはグリーフケアといいます）が必要になります。

ビハーラ活動におけるケアはどのようなことができるでしょうか。

本書一三頁に記されているように、本願寺派のビハーラ活動を例にみてみますと、大きく五つのテーマを掲げています。これらのテーマを通じて、人々の苦しみや悲しみに寄りそっていこうとしているのです。ここであげられる人々の苦しみや悲しみは、老病死にまつわるものです。これに寄りそっていこうというのです。

三、ビハーラにおけるカウンセリングの意義

ここで、カウンセリングにおける悩みとビハーラにおける苦しみや悲しみについて考えてみたいと思います。

カウンセリングにおける悩みは、日常生活上の悩みであり、悩みを抱えている人は「不一致」の状態にあるのです。

私たちは、人間関係の中で生きています。私たちは皆、親や祖父母にとっての子であり、孫であります。子や孫として生活していく中で、家庭生活・学校生活などで様々な悩みにぶつかります。成長していき成人すれば、成人としての役割を求められ、例えば、仕事の環境の中で悩みが生じます。やがて配偶者ができれば、夫として妻としての役割の中での悩みが生じます。さらに子どもが生まれれば、今度は私たちが親としての役割を担い、悩みがまた生じるのです。

この中で、こうありたい自分と実際の自分がせめぎ合い、仮面を被った自分に向き合っていくのです。〝本当の自分〟に気付いても、また新しい人間関係の中で、悩みにぶつかり、気付きを得ていく。この繰り返しともいえます。

ビハーラにおける苦しみ・悲しみには共通点があります。それは、喪失ということです。

今までいて当然のことだと思っていた人との別れや死別は、時に自分の体の一部がもがれた

ような気持ちにさせられます。相手の方への思いが強くなればなるほどその悲しみや苦しみは計り知れないものとなります。

自分自身が病や老いなどによって、今までできていたことが突然または徐々にできなくなることも喪失です。その先には、死ということがついてきます。そうなると、自らの死によって、一緒にいて当然と思っていた人たちとの別れが予想され、これもまた悲しみや苦しみとなります。

このようにビハーラにおける苦しみ・悲しみには、老いや病も含めて、その先にある死という絶対的な喪失があるといえます。

ここまで見てきましたように、カウンセリングは日常生活の悩みをきっかけに、自分自身について内省し、〝本当の自分〟に気付く過程でありました。これは、いかに生きていくか、生活を送っていくかということに焦点をあてているといえます。

一方、ビハーラでは、「死」というものが根底にあります。

今の時代は、科学や医療が発展し、長寿社会といわれるようになりました。病気の予防や治療技術が進み、「死」と等しいものであったがんも治りうる病気になりました。また、アンチエイジングなどという言葉をテレビや新聞などで見かけるようになり、老いをできるだけ先延ばしにということも意識されています。いうなれば、社会全体が「今を生きていく」ことに光をあて、「死」というものがどんどん遠ざけられている状態になっているようです。

遺族ケアの現場の中で、悲嘆に沈むご遺族の方がよく言われる言葉があります。それは、「もうずいぶん時間が経ったのだから、悲しむよりも自分の生活を大切にと、周りの人から言われるのがすごくつらい」ということです。これは、私たちが「生きる」ことに焦点をあて、「死」から離れすぎてしまっているがために、起こってしまうことなのかもしれません。

しかし、どれだけ今をよく生きていこうとしても、どれだけ〝本当の自分〟に気付いたとしても死は間違いなくやってきます。この死ということは、カウンセリングでは解消しない問題なのです。

釈尊はこの世の真理を見抜かれた方です。この釈尊の教えが経典となり、数多くの経典が現代まで受け継がれています。そうした経典のなかに阿含経典があります。これは、釈尊が直に人々へその教えを説いたものがまとめられているといわれています。この阿含経典の中に、次のような釈尊の言葉があります。

死に瀕《ひん》しその恐怖に怯《おび》える人が、仏またはその弟子に出会い教えについて話を聴くこと、もしくは自分の心の中で仏の教えを求め、正しく理解するなら、安らぎの境地へと入ることが出来る(2)

というものです。つまり、仏の教えを疑うことなく受け入れられれば、死という誰しもが持つ苦しみから解放されるということです。この言葉は、人がみな等しく死するということへの向き合い方が述べられているといえるでしょう。

カウンセリングは、クライエントとカウンセラーの二者関係で行われます。そこでの話題は日常生活の悩みであり、その悩みの解消は、〝本当の自分〟に気付くことでした。人と人が出会い、そこで体験されることについて、クライエントは自分の思いを語り、カウンセラーはそうした思いを受け止め、的確にクライエントに伝え返すことを繰返していくのです。

ビハーラではどうでしょうか。老病死に苦しむ人同士の二者関係で行われます。そこでは、カウンセリングにおける受容や共感が大切な姿勢となると思います。しかし、カウンセリングとは異なるところがあります。それは、仏の教え（仏教）に向き合うということです。老病死という誰も逃れられず、みな同じ道を通る者同士として、この世の真理を見抜かれた人の言葉を一緒に聴いていくということです。先ほどの阿含経典における釈尊のいうところなのです。

仏教はその後、多くの宗派となり受け継がれていきました。例えば浄土真宗などもその一つです。ですから、浄土真宗における阿弥陀仏の教えについて、また仏教について、老病死に苦しむことになるもの同士がその教えを聴いていくことがビハーラだといえます。

四、まとめ

カウンセリングを基として、ビハーラについて考えてきました。カウンセリングは、日常生活の悩みの解消を目指すものです。それは、クライエントの語りをカウンセラーがそのまま聴く（積極的傾聴）ことにより、クライエントが〝本当の自分〟に気付くことでありました。

ビハーラでは、老病死に苦しむ者同士が仏の教えを聴くこと（聴聞）がその活動の本質となります。そのためには、ビハーラ活動を行う者が仏教者であることが大切になります。活動で出会った人たちへ、仏の教えを疑いなく受け入れられれば、人間が誰しも持つ苦しみから解放されると伝えていくこと、これがビハーラにおけるカウンセリングの意義となるのです。

【引用・参考文献】

（1）Rogers, Cal.R. The Necessary and Sufficient Conditions of Therapeutic Personality Change, Journal of Consulting Psychology, 1957, Vol. 21, No. 2,95 -103

（2）中村元、増谷文雄監修『仏教説話体系二一　阿含物語（一）』鈴木出版、一九八四年

ビハーラにおけるカウンセリングの実践

児玉　龍治

一、ビハーラとカウンセリングの起こりと発展

ビハーラという言葉は、古代インドにおいて仏教経典の記録などに使用されたサンスクリット語であり、「休養の場所、気晴らしをすること、僧院または寺院」などの意味を持つ言葉です。このビハーラは、一九八五（昭和六十）年に当時佛教大学社会事業研究所に所属していた田宮仁《まさし》（一九四七年―）により「仏教を背景としたターミナル・ケア施設の呼称」として提唱されました[1]。その後、本願寺派の実践として、一九八七（昭和六十二）年からビハーラ活動者養成研修会が始められ、カリキュラムの改正などを経て、二〇一六（平成二十八）年度には第二六期生のビハーラ活動者が養成されています。

一方、カウンセリングは、二十世紀はじめにアメリカで起こった職業指導運動、教育測定運動、精神衛生運動の三つの動きにその起源を持つといわれています。その後、カウンセリングは「カウンセリングの神様」と呼ばれる、アメリカの臨床心理学者カール・ロジャーズ（一九〇二―一九八七）の影響により盛んに取り組まれ、発展することとなりました。このカウンセ

リングがわが国に導入され、その言葉が知られるようになったのは、戦後のことです。そして、今日では、カウンセリングという言葉は、専門家のなかだけではなく、広く一般の人たちにも知られるようになりました。

ここではビハーラのなかでカウンセリングをどのように実践していくのかについて述べていきたいと思います。

二、二種類の悩み

二―一、心理的悩み

私たち人間は、日々悩みを抱えながら生きています。友久久雄はこの私たちが持つ悩みを大きく二種類に分けています[2]。

まず一つは、私たちがこの世に生を受け、人間として生まれた後に、日常生活を営むことにより生じる悩みです。この悩みは、それぞれの人により異なる悩みです。つまり、ある人には悩みとなるものが、他の人にとっては悩みとはならないなど、その人の考え方や捉え方により左右される悩みです。こうした悩みは、人間がこの世をよりよく生きていくための悩みであり、「個人的な悩み」といえます。

また、こうした悩みは、多くの場合人間の努力により解決が可能な悩みです。そして、この人間の努力で解決できる悩みは、心理的な原因で生じることが多いことから、こうした悩みをここでは「心理的悩み」と呼ぶことにします。カール・ロジャーズはこうした心理的悩みを抱えた人たちに長くかかわってきましたが、自らが所属していたシカゴ大学カウンセリング・センターに訪れてきた人たちの悩みを次のように述べています。

「落第を気にしている大学生。結婚生活で悩んでいる主婦。完全に精神的に崩壊したり、精神病にかかりそうになって動揺している人。要職につきながら絶えず性的幻想にとりつかれて自分の仕事を満足にこなせない人。クラスのトップでありながら自分の能力が不十分であると思い込み、すっかりあきらめて、無気力になっている聡明な学生。子どもの行動に悩まされる両親。人気はあるのに次から次へと激しく暗い抑うつ状態におそわれている少女。人生も愛情も自分を通り過ぎていく、優秀な卒業成績をとったにもかかわらず、いっこうに報われないと悲しんでいる女性。強い不吉な力がおそいかかっていると信じている男性[3]」

また、ロジャーズは、人々が持っている、こうしたそれぞれ独自な問題に自ら取り組み続けてきており、これらの問題は生活上の経験のすべてにわたっていると述べています。

二―二、仏教的悩み

もう一つは、私たちが年と共に老いていくことや病気になること、そしていずれ死んでいくという、この世に生まれてきたことから背負わなければならない、「人類共通の悩み」です。こうした悩みは、誰もが避けて通ることのできない悩みであり、「人間とは」「人間は何のために生きているのか」「死んだらどうなるのか」など、人間としての本質にかかわる悩みです。

こうした悩みは、先述の心理的悩みとは異なり、人間の能力では解決できない悩みであり、仏教による解決を求める場合が多いことから、こうした悩みをここでは「仏教的悩み」と呼ぶことにします。

釈尊はこれらの悩みを、人間の避けて通ることも解決することもできない悩みであるとして、四苦（いわゆる生老病死の四苦―生苦、老苦、病苦、死苦）と表現しました。また、この四苦のうち最も根源的な悩みは「死苦」であるといえます。

三、悩みへのかかわり

三―一、心理的悩みへのかかわり

私たちが日常生活を営んでいくことにより生じる心理的悩みに対する解決方法としては、カウンセリングが用いられてきています。

現在、わが国で広く行われているカウンセリングとしては、カール・ロジャーズが創始した「クライエント中心療法（非指示的療法）」があります。

このアプローチは、ロジャーズが「有機体（生命体）は、一つの基本的な傾向と力を持っている。――それは、体験のただ中にある有機体自身を実現し、維持し、増進することである」[4]と言うように、あらゆる有機体（生きとし生けるもの）が持つ「実現傾向（actualizing tendency）」を重視する立場をとっています。

また、このアプローチは、カウンセラーがクライエント（相談に来る人：来談者ともいう）に対して、「あるタイプの人間関係」を提供しようとします。このあるタイプの人間関係をカウンセラーが提供するために、ロジャーズは、カウンセラーがクライエントとの関係のなかで「純粋であること」「クライエントに受容と好意を感じること」「感受性ゆたかな共感によってクライエントを理解しようと努めること」が大切であると述べています[5]。つまり、ロジャーズはカウンセラーとクライエントとの「関係の質」そのものがクライエントを癒すのだと考えたのです。

そして、ロジャーズは、こうした関係が提供された場合に、クライエントに起こってくる変化を次のように述べています[6]。

①自分が経験していることを歪曲したり、否認したりしないで、自分の感情をあるがままに感じることができるようになる。

②それぞれの瞬間を、十分に生きる傾向が強くなる。
③それぞれの実存的状況において最も満足すべき行動に達する方法として、自分の有機体を信頼するようになる。

このように、ロジャーズは、カウンセリングのプロセスを通して、クライエントは自分の可能性を生成していくプロセスが促進され、自己実現の道を歩んでいくことになるとしたのです。こうしたロジャーズのアプローチは、人の心理的悩みに、人と人との関係におけるカウンセリングを通して関わるものであることから、ここでは「心理的なカウンセリング」と呼ぶことにします。

三―二、仏教的悩みへのかかわり

私たちが生まれ、老い、病にかかり、そして死んでいくことにより生じる、人間が生来的に持つ本質的な悩みである仏教的悩みに対する解決方法としては、仏教が用いられてきています。この仏教的な悩みというのは人間の能力では解決できない悩みであるために、この問題を解決するためには、人間の能力を超えた智慧が必要になります。この智慧に導かれ教えられることがなければ、私たちの仏教的悩み、なかでも死についての悩みは解決されません。

そこで、こうした悩みが解決されるために、私たちは、先人の、死の悩みを解決した人の行いや、説かれた教えに素直に耳を傾け、実践していくことが大切になります。逆にいうと、それ以外には、人間の能力では死の問題を解決していく方法はないともいえます。

釈尊は、人間の避けて通ることのできない人類共通の悩みである四苦八苦の悩みを解決した人です。釈尊は、紀元前四六三年頃、古代インドの釈迦族の王子として生まれました。やがて、釈尊は悩みの解決のために出家しますが、過酷な苦行を六年続けるも、さとりに至ることはできませんでした。

そこで釈尊は苦行を中止し、村娘スジャータの差し出す乳粥の供養を受け、静かに深い瞑想に入りました。そして、三十五歳のときにさとりの境地に達しました。それは、釈尊にとって、真実の自己に目覚め、最高の安らぎとともに生老病死の宗教的な悩みが解決されたときでした。釈尊は、こうしてさとりを得ることにより、「さとりを開いた者」「真理に目覚めた者」すなわち「覚者」となり、「ブッダ（仏陀）」と呼ばれるようになりました。

一方、親鸞聖人（一一七三―一二六三）は、今日、わが国で最も信者数が多いとされる浄土真宗の宗祖です。親鸞聖人は、一一七三年京都の日野の地（京都市伏見区日野）において生まれました。やがて、親鸞聖人は九歳で出家し、比叡山で厳しい修行を続け、自らの悩みを解決しようとしました。しかし、悩みは解決されず、やがて比叡山を下りることを決意します。そして、京都の六角堂に籠り、法然聖人と出遇い、法然聖人の導きにより、二十九歳のときに「阿弥陀仏の本願」すなわち「全てのものを必ず救うという仏の願い」と出遇うこととなりました。そして、そのことにより、親鸞聖人はそれまで苦しみ悩んでいた死の問題を含めた悩みが解決されることとなりました。

このような釈尊や親鸞聖人などの先人が歩んだ道をたどっていくことは、私たちが仏教的な悩みに取り組んでいくための重要な手がかりになると考えられます。

四、仏教的なカウンセリング

さて、ここまで、心理的悩みに対しては心理的なカウンセリングが用いられ、仏教的悩みに関しては仏教が用いられてきているという話をしてきました。

しかし、この心理的悩みと仏教的な悩みとは一人の人のなかで連続して、あるいは同時に起こってくることがあります。つまり、心理的悩みを心理的カウンセリングで解決しているときに、仏教的悩みに気づくというような場合です。そして、こうしたときにカウンセリングにおいて、心理的なカウンセリングから仏教的なカウンセリングに移行していくという方法が考えられます。そうした意味から、この仏教的なカウンセリングは、仏教とカウンセリングとの接点として考えられます。

また、この仏教的なカウンセリングにおいては、心理的なカウンセリングのように、人と人との関係においては、自分は変わることができないということに人は目覚めていきます。そして、人と仏との関係のなかで、あるがままの自分が、仏の智慧によりそのまま受けいれられるようになるのです。今生かされていることのありがたさに目覚め、それが救いとなるのです。

次に、仏教的なカウンセリングにおける対応については、先にふれたロジャーズによる非指示的なアプローチに比べて、指示的あるいは指導的な面が多くなるという特徴を持っています。というのは、多くの人にとって生老病死の問題、なかでも死に関わる問題はそれまで無関心であり、かつ無知の領域であることから、カウンセラーはいわゆる非指示的に傾聴を行うよりも、仏教的な知識を与え、指導していこうとするからです。

なお、この仏教的なカウンセリングと僧侶によるお説教との違いについては、仏教的なカウンセリングが多くの人たちを対象として一方向的に話すのではなく、一対一の双方向的な対話のなかで話す人の思いや願いを大切にしながら指示、指導していくという点があげられます。

五、ビハーラにおけるカウンセリングの実践

ビハーラにおけるカウンセリング実践としては、クライエントの悩みが心理的な悩みであるのか仏教的な悩みであるのかによって、その対応が変わってくることが考えられます。すなわ

ち、クライエントの悩みが心理的な悩みである場合には、心理的なカウンセリングを用いたかかわりが有効であると考えられます。一方、クライエントの悩みが仏教的な悩みである場合には、心理的なカウンセリングでは解決できず、仏教的なカウンセリングが求められると考えられます。

しかし、ビハーラがその出発点として、仏教を基盤とした終末期ケアの活動として始められたことからすると、ビハーラにおけるカウンセリングは、仏教的な悩み、なかでも死の問題を抱えた人が中心的な対象になることが考えられます。そこで、ここでは死の問題を抱えた人に対する仏教的なカウンセリングを中心に考えていきたいと思います。

先にも述べたように、心理的なカウンセリングとは、人と人との関係におけるカウンセリングです。一方、仏教的なカウンセリングというのは、人と人間を超えた智慧である仏との関係におけるカウンセリングです。そのため、仏教的なカウンセリングにおいては、心理的なカウンセリングのようにカウンセラーがクライエントの語りを傾聴するのみではなく、クライエントが人間を超えた智慧を依りどころとして、聴聞することが大切になると考えられます。

また、このようにクライエントが人間を超えた智慧を依りどころとして、聴聞するためには、カウンセラー自身も人間の力ではどうすることもできない自らの死の問題について、智慧を依りどころとして、聴聞することが必要だと考えられます。

私たちが生きる現代の社会では、死という問題は一般に避けられる傾向にあります。つまり、生は積極的に受けいれられますが、死は逆に受けいれられにくいといえます。そして、そうした価値観の中で、死は一般的にマイナスのこととして認識されていると考えられます。

また、家で最期を迎える人が減っていき、施設や病院など家以外のところで最期を迎える人たちが増えていく中、人の死が私たちの日常生活から次第に離れ、見えにくくなってきました。そのため、あえて考えようとしなければ、死にかかわる問題を無関心のまま先送りにし、さしあたり今ここで死を考えることなく過ごすこともできるのかもしれません。

しかし、私たちは誰もが死に向かう道を共に歩くものであり、生きているかぎり、等しく自らの死の問題に向き合う日がいつか必ずおとずれます。そして、そのときに死をマイナスのものとして認識し、死の問題を先送りにしていると、私たちの中に大きな苦しみを生み出すことにつながることが考えられます。

私たちにとって、死は（あらためて言うまでもなく、）自らがコントロールできるものではなく、本質的に思い通りにならないものです。そのため、死をコントロールしようとすればするほど、その苦しみは増していくことにつながることが考えられます。そこで、仏教では自らの死に対する「とらわれ」から離れ、死をあるがままに受けいれることが大切に考えられています。そうしたことは、私たちが生きる社会の一般的な価値観とは異なるものであるのかもしれません。

しかし、死をあるがままに受けいれることができたとき、私たちは本当の意味で、根源的な満足を得ることができるといえるでしょう。

六、『歎異抄』に描かれた親鸞聖人の態度に学ぶ

親鸞聖人は、『歎異抄』第九条の中で、死にかかわる問題について次のように述べたといわれています。

「なごりをしくおもへども、娑婆《しゃば》の縁尽《えんつ》きて、ちからなくしてをはるときに、かの土《ど》へはまゐるべきなり。いそぎまゐりたきこころなきものを、ことにあはれみたまふなり[7]」

現代語訳では以下のようになります。

「どれほど名残惜しいと思っても、この世の縁が尽きて、命が終わるときには、浄土へ参るしかないのです。しかし、急いで浄土へ参る気持ちがない人を、阿弥陀仏はことのほか目をかけてくださるのです」

この言葉は、念仏を称えても教えを聴いても急いで浄土に参りたいという気持ちになれないということを告白する弟子の唯円《ゆいえん》に、親鸞聖人が述べたものです。

ここで、親鸞聖人は、人間がこの世を名残惜しいと思う心を抱くことを否定することなく、その気持ちに寄り添おうとしています。これは、ロジャーズが述べてきた心理的なカウンセリ

ングと重なりあう態度であると考えられます。

一方、親鸞聖人はその上で、私たちがこの世の縁が尽きて命が終わるときには、浄土にまいればよいのではないか、とも述べています。そして、急いで浄土に参る気持ちになれない人にこそ、阿弥陀仏はことのほか目をかけているといいます。

こうした言葉をみていくと、私たちが自らのとらわれから離れることの難しさを親鸞聖人はよく知っており、それを急になくそうとするのではなく、仏の智慧を伝え、その人のなかで仏との出遇いが起こってくるのを待つという態度をとろうとしていたのではないかと考えられます。

私たちがビハーラ活動においてカウンセリングを実践するためには、一対一の対面する関係の中で、ロジャーズが示してきた心理的なカウンセリングの姿勢に加えて、こうした親鸞聖人による人と仏との関係を通した仏教的なかかわりに学ぶことが大切であると考えられます。

七、これからの仏教的なカウンセリング

これまで述べてきた仏教的なカウンセリングは、現在のところまだ確立されたものではありません。今後、この仏教的なカウンセリングが、カウンセリングのひとつの形態として確立されていくことが大切になると考えられます。そのためには、ビハーラにおけるカウンセリング

実践の事例を集め、それを分析していくことが大切になると考えられます。

【参考・引用文献】

（1）田宮仁『「ビハーラ」の提唱と展開』学文社、二〇〇七年、三—四頁
（2）友久久雄「悩みの分類」友久久雄・吉川悟編『仏教とカウンセリングの意義悩みに対する宗教的・心理的アプローチ』自照社出版、二〇一六年、四—五頁
（3）Rogers, C. R. What It Means to Becoming a Person. "Becoming a person." 1954（諸富祥彦・末武康弘・保坂亨共訳「人が〝ひと〟になるとはどういうことか」、『ロジャーズが語る自己実現の道』ロジャーズ主要著作集3、岩崎学術出版社、二〇〇五年、一〇三頁）
（4）Rogers, C. R. Client-Centered Therapy. Its Current Practice, Implications and theory, Boston : Houghton Mifflin. 1951.（保坂亨・諸富祥彦・末武康弘共訳『クライアント中心療法』ロジャーズ主要著作集2、岩崎学術出版社、二〇〇五年、三三一頁）
（5）Rogers, C. R. Some Hypotheses Regarding the Facilitation of Personal Growth. "Becomig a person." 1954（諸富祥彦・末武康弘・保坂亨共訳「人間的成長の促進に関する幾つかの仮説」、『ロジャーズが語る自己実現の道』ロジャーズ主要著作集3、岩崎学術出版社、二〇〇五年、三五—三七頁）
（6）Rogers, C. R. A Therapist's View of the Good Life : The Fully Functioning Person. The Humanist, volume 17, 1957, 291-300（諸富祥彦・末武康弘・保坂亨共訳「十分に機能する人間—よき生き方についての一心理療法家としての私見」、『ロジャーズが語る自己実現の道』ロジャーズ主要著作集3、岩

崎学術出版社、二〇〇五年、一七二—一七五頁）

（7）『歎異抄』、『浄土真宗聖典（註釈版）』本願寺出版社、八三七頁

ビハーラにおける仏教カウンセリングの役割

吾勝　常行

一、ホスピス・ムーブメント

田宮仁はビハーラ提唱の目的を、「より日本的なターミナルケアの在り方」を学際的に探索するとしました。当時の日本ではターミナルケアの問題が顕在化していましたが、どのような社会状況だったのでしょうか。

当時、ホスピスや緩和ケアという用語が一般的になったようです。人々が最期を迎える場所として自宅から病院へと移り始めた一九七〇年代半ば、C．ソンダース（C. Saunders, 一九一八～二〇〇五）によってイギリスで誕生したホスピスの運動が、はじめて日本でも一般報道されました。ホスピスとは、終末期医療を行う施設（病院）、または在宅を意味します。一九六七年、ロンドン郊外においてC．ソンダースが聖クリストファー・ホスピスを設立し、ターミナルケアを基本とした近代ホスピスの基礎、世界の先駆けとなったのです。

一方で、同じく一九六〇年代後半、アメリカのシカゴ大学で教鞭をとっていたE．キューブラー・ロス（E. Kübler-Ross, 一九二六～二〇〇四）は、終末期にある患者を講師として教室に招き、自ら聴き手となってその患者が自らの死をどう受け止めているか、また何をしてほしいのかその内面の感情に耳を傾けました。その活動が世界の終末期医療に大きな影響を与えました。『On Death and Dying』（一九六九年）はベストセラーとなり、患者の死とその過程を死の五段階説にまとめました。その五段階とは、第一段階は否認と孤立、第二段階は怒り、第三段階は取り引き、第四段階は抑うつ、第五段階は受容というプロセスです。当時、タブー視されていた死を学問の領域に取り上げ、医学だけでなく教育学にも大きな影響を与えました。患者の意思が無視された時代にあって、患者の痛みを全人的に理解しようとする姿勢といえます。

日本では一九七七（昭和五十二）年に日本死の臨床研究会が発足し、ホスピスが開設される等、一九七〇年代は日本のホスピスの黎明期であり、緩和医療がはじまった時期といえます。このようなホスピス・ムーブメントが、ビハーラ始動の大きな契機となりました。

しかし、田宮は「ホスピス」という用語を使用しませんでした。その理由は、当時のマスコミの報道等に対する批判にあります。その言葉の使用法や定義の曖昧さに対するものでした。「ホスピス」に対する批判ではありません。「ホスピス」に対しては、キリスト教に基づく永い伝統と裏付けがあることを尊重しています。田宮はキリスト教との関連でホスピスが語られるように、仏教においても「看取りの場」が仏教の歴史と共に存在すると述べています。「無常院」「往生院」「看病堂」「涅槃堂」、さらには「二十五三昧堂」や「臨終行儀」等、仏教の教義と経験知に基づいた方法論が展開したのです。その意味では、ビハーラ提唱には仏教の主体性と独自性を明確にしようとした姿勢がみられます。

さらに「看取り」とはせずに「ターミナルケア」としたのは、仏教の伝わった国々を念頭にしていたことから、グローバルな視野で考えていたことが示唆されています。

二、「ビハーラ」の再定義の必要性

現在では、ビハーラはターミナルケア施設の呼称にとどまらず、超宗派の仏教者支援活動として展開しています。現在、ビハーラにおける実践活動も多岐にわたっていますが、およそ三つの領域、すなわち狭義・広義・最広義に分類されています。狭義には、仏教を基礎としたターミナルケア活動及びその施設をさします。その典型例として、長岡西病院ビハーラ病棟（新潟）、佼成病院緩和ケア科ビハーラ病棟（東京）、あそかビハーラ病院緩和ケア病棟（京都）が挙げられます。広義では、老病死を対象とした、医療及び社会福祉領域での、仏教者による活動及びその施設をいいます。一例として、NPO法人ビハーラ21（大阪）、特別養護老人ホームビハーラ本願寺（京都）、ビハーラ花の里病院（広島）等の高齢者福祉施設等が挙げられます。さらに最広義では、災害援助、青少年育成、文化事業など「いのち」を支える、または「いのち」についての思索の機会を提供する、仏教者を主体とした社会活動をさします。例えば、ビハーラ活動者養成研修会等、現在では仏教各宗派または超宗派において全国的な取り組みがなされています。

谷山洋三（二〇一四）は、インターネット検索による調査に基づいて以上のような「ビハーラ」の再定義を試みています。さらに調査結果に基づき、ビハーラ活動がはじまった当初（一九八〇年代後半）は狭義の限定的な領域を意味していましたが、現在では広義が主流であり、ビハーラを定義する場合、広義を主として用いる必要が出てきたことを述べています。この指摘は、様々な分野で地域連携が模索されている状況とともに、日本が超高齢多死社会を迎えるにあたり、厚生労働省が主導する「地域包括ケアシステム」の動きが本格化している現状を踏まえて、ビハーラを再定義する必要性を意味します。なお本稿では、ターミナルケアを中心に述べることとします。

三、仏教カウンセリングの提唱

一方、田宮のビハーラ提唱をさかのぼること二十年余り、「仏教カウンセリング」という用語は、藤田清（一九〇七〜一九八八）の著書『佛教カウンセリング』（誠信書房、一九六四年）の書名にはじまります。当時、藤田は四天王寺人生相談所に勤務していました。本書の後半には、人生相談所に勤務した二年間の記録を報告しています。聖徳太子研究をしていた藤田は、この人生相談所が聖徳太子の仏教精神に基づくものであることを述べています。聖徳太子建立の四天王寺には、日本最初の社会福祉施設としての四院（敬田院の他に施薬院、療病院、悲田院）が設けられたからです。仏教と医療を含むこの社会福祉総合施設の併設の精神が人生相談所の根拠となっています。つまり、仏教における実践活動の近代化がこの人生相談所の意義でした。したがって宗教問題にとどまらず、ひろく社会全般の問題に対応できるよう僧侶以外に、弁護士、医師、心理学者、教師等がその構成員として組織されています。

相談内容も心の問題、その悩みの背後には宗教的な問題に限らず、健康や法律、教育や生活問題等が深く関係しています。当時、最も多いのが法律相談であり、次いで家庭相談、教育相談、宗教相談の順で、その他職業相談、医療相談等あったことが報告されています。相談活動の課題として、主訴が法律相談と思われるものが、面接が進むにつれ宗教問題に変わったり、家庭問題と思われるものが面接過程の中で医療問題になったりする場合が報告されています。しかし藤田は、どのような問題も来談者にとって問題でなくなることが第一であると捉えています。そのような視点は、自分と他者を区別して見ている来談者の見方の「とらわれ（受け止め方や感じ方）」を明らかにし、その「とらわれ」を仏教的配慮により解消するところにこそ相談仏教の立場があるとしています。

その相談所設立の背景ですが、一九五九年に藤田は「共談仏教」を提唱しています。この

「共談」がカウンセリングの訳語だけでなく、そこに仏教思想の視点、すなわち関係性を重視する縁起観《えんぎかん》を主張しています。この「共談仏教」という表現は、三つのキョウダン、すなわち「教団仏教」「教壇仏教」「共談仏教」の一つであり、同じ発音として工夫したものです。「教団仏教」とは寺院組織を中心とした既成教団の仏教であり、「教壇仏教」とは原典研究を中心とした仏教研究を意味します。これらの重要性は言うまでもありませんが、仏教は本来、生老病死の苦悩を克服する実践道です。その方法は釈尊の対機説法にみる一対一の対話形式による教化を特色とします。したがって、死者儀礼や科学的方法による学問研究のみにとどまらず、人々の悩みの解決に直接寄与すべき仏教として「共談仏教」を提唱したのです。この点にビハーラとの接点が見られます。本書には現代における仏教復興への悲願として、「仏教は本来カウンセリング体系である」（自序）としています。名称の問題として、仏教カウンセリングでは落ち着かず、後に「相談（カウンセリング）仏教」としたようです。

藤田はその実践技法を仮に「否定的啓発法」と名づけました。これは、聴き手（仏教カウンセラー）が話し手（クライエント）の立場に立って面接を進めながら、話し手に対し聴き手が不自然に感じられたところ（矛盾点）を問いかけることで、話し手がいまだ気づかずに抑えていたその点を考えることで、自然に話し手自身が自分の矛盾に気づくことになり、新しい視野に立って、話し手の問題が解消される方法です。本書には二つの事例が報告されています。その一つが、社会人になった長男の問題で来談した母親の事例です。長男の現状に否定的になっている母親が、相談が進むにつれ自分の気持ちに矛盾を感じ、その本来の心に気づいたという事例です。つまり、聴き手が話し手に指示することはしません（非指示）。しかし、話し手の否定的な気持ち（たとえば憎しみ等）について、聴き手がふと不自然に感じられたところを問いかけることで、話し手の気づきが深まるように対話するという点で、仏教の方法に近いというのが否定的啓発法です。藤田は、来談者の悩みは、来談者自身の中の光明《こうみょう》（仏性《ぶっしょう》、智慧）が無明《むみょう》（無智《むち》）の壁を破ろうと働きかけているところに起るものと考えています。したがって、仏教的配慮によりその悩みの意味や進むべき方向に話し手自身が気づくところに、否定的啓発法の意義を見出すものです。

なお否定的啓発法の場面では、外見上はカウンセリングと何ら変わるところはありません。ただし、カウンセラーの立場が仏教に基づいている点で、カウンセリングとは異なります。上記の場合、クライエントの悩みの理解について、カウンセラーはクライエント自身の中の光明が無明の壁を破ろうと働きかけているところに悩みが生じていると理解している点です。しかし、カウンセラーはクライエントに対して「あなたの中の光明が…」と伝えるのではありません。クライエントの語る物語の文脈の中で、不自然に感じられたそのままを伝えているにすぎません。

四、二重構造をもつ仏教カウンセリング

さらに仏教本来への悲願を継承し、藤田の提唱した仏教カウンセリングの基本的態度をさらに明確にしたのが西光義敞《さいこうぎしょう》（一九二五〜二〇〇四）でした。西光は仏教とカウンセリングの関係に着目し、両者の同異点を探究した末、晩年には、構造的にも実践的にも重層性をもつことを意味したDharma-based, Person-centered Approach（ＤＰＣＡ。西光はＤＰＡと称した）を提唱しました。この場合、Dharma-basedとは「ブッダの目覚め（法）を基調とした」「ブッダの悟れる法（真理、真実）に基づく」という意味ですから、「仏法に基づく人間尊重のアプローチ」と定義することができます。この英訳には対立的（and）ではなく、両者の統合的（based）な意義を見出そうとしたことが窺えます。また、Person-centered Approachとは人間性心理学に属するC. ロジャーズ（C. R. Rogers, 一九〇二〜一九八七）のカウンセリングです。

「仏教カウンセリング」の定義について、『カウンセリング辞典』にはその命名が暫定的であること、また歴史も思想も全く異なる仏教とカウンセリングが「生きている人間の心の問題に応えようとする」ところに共通基盤をもつことが明記されています（西光の定義）。

さらに、その共通基盤に立つ両者の担うべき課題として、次の二点すなわち「基本的にはさとりという自己超越に導くカウンセリングである」と同時に、「仏教的人間観に立って、自己

実現や自己治癒を援助するという二重構造をもったカウンセリング」であると述べています。この指摘によれば、「二重構造をもつ」点にその特徴があります。二重構造とは、仏教とカウンセリングの関係を表わします。カウンセリングの目的とする自己実現を、仏教の自己超越の視点によって底支えすることをいいます。

五、仏教カウンセラーの特徴

ところで、西光は仏教カウンセリングの基本的課題が、仏教カウンセラーの立場や自覚にあるとしました。仏教カウンセリングというとき、その仏教をカウンセラーがどのように具体的・自覚的に体得するのでしょうか。つまり、仏教精神に基づく自己一致の問題です。そこでまず、仏教カウンセリングは「仏教とカウンセリングとの出会いによって生まれるカウンセリングである」と定義した上で、仏教とカウンセリングの関係を次のように、理論的かつ実践的に規定しています。

仏教カウンセリングとは…

一、構造的に二重の関係からなり立っている。

①人と人との人格的関係

②人と法（もしくは仏）との関係

二、実践的には二重の配慮のうえに行われる。

①心理的な配慮（カウンセリング）

②霊性的な配慮（生死を超える仏教的な配慮）

この規定によれば、カウンセリング場面で、クライエントとの信頼関係を築こうとしている仏教カウンセラー自身もまた、仏（法）によって支えられている関係性があります。それは、カウンセリングによる心理的な配慮だけでなく、生死を超える仏教的な配慮ができることを意味しています。外見上はカウンセリング場面と何ら変わることはありませんが、その配慮の点において、カウンセリングとは異なる仏教カウンセリングの特徴をみることができます。その配慮は、あるいはクライエントの言葉を待つ仏教カウンセラーの沈黙のうちに漂うのかもしれません。

六、ターミナルケアにおけるカウンセリングの役割

死に臨む患者における「人間の尊厳」を確保するためには、患者から直接的に心の悩みや苦しみを聴くことが最も重要です。その意味で、カウンセリングに学ぶ積極的傾聴の姿勢は必要

不可欠です。窪寺俊之（二〇〇八）は、患者の痛みを全人的に理解するためにカウンセリング技術は欠かせず、学ぶべきものであることを指摘しています。そして、ターミナルケアをうける患者の心の痛みを理解する方法として、第一にクライエント中心カウンセリングを挙げています。

窪寺は、ロジャーズがクライエントの持つ内的可能性、自律性を信じて、クライエントへの全面的信頼と傾聴、受容の大切さを主張している点に注目しています。また、その中心的概念を純粋性、患者への共感的理解、無条件の肯定的関心の強調にあるとし、これらの点に多くのことを学ぶことができるとしています。特に傾聴は患者の魂に触れる方法であるとして、以下の四点を指摘しています。

①クライエントの主観の重視
ロジャーズのカウンセリングは、クライエントの主観の世界を重視している。つまり、受け取り方の世界・認知の世界・意味づけの世界こそ、本当の世界と考えている。

②自己洞察に導くための具体的援助の明確化
ロジャーズは方法論の一つに、クライエントを自己洞察へ導くための具体的援助（ケア）として受容・繰り返し・明確化・支持・リードについて方策している。

③その目的が明確である

ロジャーズは、自己同一化をその目的とした。つまり、「思い込みの自分」と「あるがままの自分」とが一致することを目的とした。

④ロジャーズ理論には、治療過程がある

ロジャーズは七つのストランズとして、①感情と個人的意味づけ、②体験過程、③不一致、④自己の伝達、⑤体験の解釈、⑥問題に対する関係、⑦関係の仕方、を段階づけることで、心理療法の進行過程を評価しようとした。

以上が死に臨む患者の痛みに応えるための具体的援助だと述べています。死に臨む患者とその家族の多種多様な不安や恐怖心をしっかりと受け止めるためには、ロジャーズの心理療法的手法は大変有効であり、特に傾聴は患者の魂にふれる方法であることがわかります。

七、仏教カウンセリングからみた緩和ケアにおける事例

最後に、仏教カウンセリングからみた緩和ケアにおける事例を紹介します。京都府城陽市にある、あそかビハーラ病院で、ビハーラ僧を務める山本成樹さんは、著書の中で、宗教立ではない一般の急性期病院から要請を受け、その病院でかかわった患者さんの最期の言葉を紹介し

ています。このような形での要請は、全国的にも例がないようです。五十代女性の神経難病のAさんの言葉を次のように記しています。

山本さん、ごまかさず真摯に受け応えしてくださり有難うございました。今まで楽しいお話や法名のこと、お浄土のこととかいろいろお話ししてくださり本当にありがとうございました。私、来週はいないと思います……。今度お会いできる時は、お浄土ですね

（原文のまま）

その言葉通り、次週にはAさんのお姿は見られなかったと記していることから、この会話が最期となったことがわかります。

ビハーラ僧である山本さんが常に心に留め大切にしていることは、「主語は誰か」を考えて患者さんに関わることであると指摘しています。どのような場合であったとしても、患者さん・ご家族に求められていない宗教的なケアを押し付けてはならないと断っています。しかし、上記のように患者さんから必要とされた時には、毅然と、そして真摯に関わる姿勢が必要であると述べています。Aさんから「今度お会いできる時は、お浄土ですね」と言われた時、「そうですね、お浄土でまたお会いしましょう。後から往《ゆ》きますので待っていてくださいね」と山

本さんは応えています。

　Ａさんは山本さんに、「私、来週はいないと思います」と伝えています。この言葉は、Ａさんが自分自身の死を受け入れている覚悟を表現する言葉だと理解することができます。さらに、そのことを心開いて山本さんに伝えていることは、Ａさんが山本さんなら必ず受け止めてくれると信じ、安心して気持ちを委ねているのではないかとすら感じます。この言葉に、二人の関係性の深さがみられます。

　さらにその言葉の後、Ａさんは「今度お会いできる時は、お浄土ですね」と伝え、これに応じて山本さんも「そうですね、お浄土でまたお会いしましょう。後から往きますので待っていてくださいね」と伝えています。「浄土」とは、仏教で、仏（特に阿弥陀仏）のまします清らかな国土という場所的な意味と、土《ど》（穢土《えど》の意味で、痛みや辛さが満ちている環境のこと）を清浄化するはたらきをいう意味の二種類の意味があります。その浄土で、再会を期待して待つことがＡさんの口から、山本さんより先に語られています。そのＡさんの気持ちに添うように山本さんは応えています。注目したいのは、時間の前後の差こそあれ、ともに死を超えて共有し得る居場所（お浄土）が語られていることです。死んでからではなく、「今、ここ」での会話の中に、死を超えて共有し得る居場所を確認し、語り合うことができるところに仏教カウンセリングの要素をみることができます。死に直面しながらも、死を超える居場所を共有することのできる視点が、カウンセリングとは異なると私は考えています。

【参考文献】

（1）あそかビハーラ病院編『お坊さんのいる病院―あそかビハーラ病院の緩和ケア―』自照社出版、二〇一七年、一一〇―一一三頁

（2）藤田清『佛教カウンセリング』誠信書房、一九六四年

（3）浄土真宗本願寺派ビハーラ実践活動研究会編『ビハーラ活動―仏教と医療と福祉のチームワーク―』本願寺出版社、一九九三年

（4）鎌田東二企画・編『講座スピリチュアル学第一巻スピリチュアルケア』ビイング・ネット・プレス、二〇一四年、一一七―一一九頁

（5）窪寺俊之『スピリチュアルケア学概説』三輪書店、二〇〇八年、七八―七九頁

（6）國分康孝編『カウンセリング辞典』誠信書房、一九九〇年、四九一頁

（7）日本人間性心理学会編『人間性心理学研究』21（1）、二〇〇三年、三頁

（8）西光義敞編著『援助的人間関係』永田文昌堂、一九八八年、四六―五一頁

（9）田宮仁『「ビハーラ」の提唱と展開』学文社、二〇〇七年、三―五頁

第三章　仏教の人間観

ビハーラを理解するためには、さまざまな方法があります。本書でも紹介しましたように、歴史的側面から、あるいは社会的活動として、また、カウンセリングのようなアプローチが考えられます。本章ではビハーラを理解するためのもう一つの方法である、実践活動者の人間理解についてご紹介します。生命倫理におけるビハーラの人間観であり、生死観、いのち観といえます。その人間理解を深く支えるのが仏教です。本章では鎌倉時代に生きた親鸞聖人のとらえた仏教理解がどのようなものであるか、また人々の心をどのように支えているのかを説明し、ビハーラの人間観を明らかにします。

浄土真宗の人間理解について

玉木　興慈

一、生死を超える

> 難思《なんじ》の弘誓《ぐぜい》は難度海《なんどかい》を度《ど》する大船《だいせん》、無礙《むげ》の光明《こうみょう》は無明《むみょう》の闇《あん》を破《は》する恵日《えにち》なり。[1]

これは、親鸞聖人の畢生《ひっせい》の書とも言うべき『顕浄土真実教行証文類《けんじょうどしんじつきょうぎょうしょうもんるい》』（『教行信証』と略す）の冒頭にある言葉です。

> 思いはかることのできない阿弥陀仏の本願は、渡ることのできない迷いの海を渡してくださる大きな船であり、何ものにもさまたげられないその光明は、煩悩の闇を破ってくださる智慧の輝きである。[2]

阿弥陀仏の本願が二つの喩《たと》えで示されています。一つは渡ることの難しい海を渡してくれる大きな船、もう一つは真っ暗闇を照らしてくれる太陽のような輝きです。浄土真宗の人間観を明らかにする際に、阿弥陀仏のこのようなはたらきを大切に知らなければならないことは言うまでもありませんが、なぜこのような阿弥陀仏のはたらきを、親鸞聖人が大切にされたかを、私たちは丁寧に考えなければなりません。

喩えに即して言えば、私たち衆生は、渡ることの難しい海に溺れ沈んでおり、一人では渡ることができない存在であるということです。また、真実を明らかに見ることのできない真っ暗闇の中にいる存在であるということです。

一言で言えば、今、悪い状態にいるということを明らかに知ることが大切なのです。(註1)

イギリスの人類学者のマレット（一八六六～一九四三）が、宗教は人間生活の危機に根ざすと指摘したことはよく知られていますが、今、私は危機にあるということなのです。

これまでの歴史に於いて、またこれからの時代に於いても、眼前にさまざまな危機が訪れます。その危機は、「貧・病・争」という危機であるかも知れません。仏教・浄土真宗がこれらの危機に全く無関係であるわけではありませんが、これらの危機に直接向き合い、解決を目指すものでもありません。「仏教を信じれば、貧しさから抜け出すことができる」「仏教的な生活をしていれば、病気が治る」「仏教者は他者（人・社会・民族・国）との争いをしない」ということはありません。

「貧・病・争」の解決を直接的に説く宗教は、現世利益を説く宗教として、非常に魅力的に映るかも知れません。なるほど「貧・病・争」も現世における切実な苦難ということができます。けれども、この危機・苦難だけを直接的に、また安易な方法で解決したいという思いは、仏教本来の立場とは異なると言わなければなりません。

仏教の開祖釈尊は釈迦族の王子として何不自由ない環境に生まれ育ち、妻子にも恵まれたと伝えられています。しかし「四門出遊」が示すように、人生の生老病死という苦を目の当たりにし、苦の解決を求められました。

親鸞聖人（一一七三〜一二六三）は、「生死出づべき道[3]」を求められました。これは親鸞聖人の妻である恵信尼公の手紙『恵信尼消息』に記される言葉です。親鸞聖人はご自身の生活について語られることはほとんどありませんが、『恵信尼消息』によって、その一端を垣間見ることができます。それは、ご自身の若い頃の求道の様子を、妻である恵信尼公に話をしておられたことを意味します。夫婦の間で、「生死を超える」「生死を超え出る」道について、共通の関心事であったといえるでしょう。

本願寺の第三代の覚如上人（一二七〇〜一三五一）は「死の縁無量[4]」と示されました。『執持《しゅうじ》鈔《しょう》』にある言葉です。私たちは、死の原因について敏感に問い尋ねることが多いと言えます。病気〜事故〜事件〜天災〜さまざまな理由が考えられます。病気についても、その病名が多様に示されます。その理由は様々で、どの原因が一番多いのかと気を揉むことがありますが、理由の如何を問わずに、皆、等しく、死が訪れます。覚如上人は、このことを「死の縁無量」と表されました。

本願寺第八代の蓮如上人（一四一五〜一四九九）は「老少不定《ろうしょうふじょう》」と示されました。死の訪れる時期について、年老いたものには直ぐ死が訪れ、年若きものに死が訪れるのはまだまだ先であるとは決して定まっていないということです。

いつ、どのように死が訪れるかはわかりません。けれども、皆に等しく、死が訪れるのです。生きているということと、死ということは、決して切り離すことはできません。死と隣り合わせにある生を生きているのです。生死を超える道を示す教えが仏教です。生死の迷いを超え、仏になる道を教えているのです。

二、聖道門と浄土門

釈尊は、生誕と同時に七歩歩み、(註2)四方に向かって「天上天下唯我独尊　三界皆苦我当安之」と高らかに宣言されたといわれています（四方七歩の宣言）。釈尊が「天の上にも天の下にも唯、我のみが尊い」と語ることができたのは、なぜでしょうか。全ての世界に生きる者は皆苦しみの存在ですが、釈尊の明らかにした仏教が、この苦しみを抜き楽を与えることができるからです。この抜苦与楽こそ、仏教の慈悲の心です。一部の人、特定の者の苦を抜くのではなく、全ての者にある根元的な苦しみを解決する教えが仏教であるということです。根元的な苦とは、生死の苦です。生死の苦を解決し、仏になる道を、仏教は説いているのです。

親鸞聖人の師法然聖人（一一三三～一二一二）は、『選択本願念仏集《せんじゃくほんがんねんぶつしゅう》』の冒頭に道綽禅師《どうしゃくぜんじ》（五六二～六四五）の『安楽集』を引文され、仏になる道について、二つの勝れた道があると示されました。聖道門と浄土門です。親鸞聖人は『教行信証』「化身土巻」に、「この界のうちにして入聖得果《にっしょうとくか》するを聖道門と名づく」「安養浄刹にして入聖証果《にっしょうしょうか》するを浄土門と名づく[5]」と記されています。聖道門とは、この世（此岸）で聖者となって悟りを得る道であり、浄土門とは、浄土（彼岸）に往生して悟りを開く道ということです。仏になる、悟りを開く、仏果（証果）に至ることについて、この世でそれを果たそうとする立場か、この世ではそれが困難なため、浄土に往生してそれを果たそうとする立場かということです。[註3]

私たちが往生を願う浄土は、阿弥陀仏の浄土です。阿弥陀仏の浄土に往生するにあたり、親鸞聖人は自力と他力の違いを厳密に区別されています。自力の仏道とは、往生させてもらうにふさわしい、相当な条件を満たすことのできる者のための道です。『仏説観無量寿経《ぶっせつかんむりょうじゅきょう》』に説かれる定善《じょうぜん》・散善《さんぜん》の諸善万行《しょぜんまんぎょう》や、『仏説阿弥陀経《ぶっせつあみだきょう》』に説かれる称名念仏《しょうみょうねんぶつ》をしっかりと行い、その努力や手柄を認めてもらって、浄土に往生させてもらおうという考えは、自力といわなければなりません。

親鸞聖人の他力の立場は、そのような手柄・功績を自らが積むことができるという思いは微塵もありません。[註4] 往生させてもらうという救いのために、ほんの僅かな条件でも求められたとすれば、救われる可能性がないと気づかされていったのが、親鸞聖人の求道の厳しさです。

三、慈悲の心 ～大悲と小悲～

阿弥陀仏は、私たち衆生に何らの条件も課しておられません。全ての者を等しく救うという阿弥陀仏の心について、親鸞聖人は『教行信証』「信巻」において、

> おほよそ大信海を案ずれば、貴賤緇素《きせんしそ》を簡《えら》ばず、男女老少をいはず、造罪の多少を問はず、修行の久近《くごん》を論ぜず[6]

と記されます。ここでは阿弥陀仏の心は大信海と表現されていますが、「行巻」にも同様の文言が元照律師の引文に見られます。[7] また『歎異抄』第一条にも、「弥陀の本願には、老少・善悪のひとをえらばれず、ただ信心を要とするとしるべし[8]」と、親鸞聖人の言葉が残されています。

阿弥陀仏の大きな慈悲の心は、貴い者・賤しい者・出家者・在家者を区別せず、男性や女性、老人や子供の別も論じない、また、造った罪の多少も問わず、修行を積んで長い年月が経つの

か、まだ日が浅いのかということもえらばないということです。

大悲とは小悲・中悲に対する言葉ですが、いずれも慈悲の心です。慈悲の心について、日本を代表する哲学者・仏教学者である中村元（一九一二～一九九九）氏は、

慈悲は求めることの無い愛である。われわれは、与えられる慈悲に対してはただ無限の感謝を捧げるのみである。こういう点で慈悲は、子に対する親の愛情の純粋化して考えられたものであるということができるかもしれない。幼児が親に対してどのようないたずらをしようとも親は子を憎まない。

子に対する親の愛が「慈悲」に近いものであると考えられるから、子に対しては「慈愛」という語が何の矛盾をも意識されることなしに成立する。[9]

と述べられています。また、同様な表現は、真宗学者岡亮二（一九三三～二〇〇七）氏の言葉に見ることもできます。氏は、

母は自分のすべてを子に注ぎ、愛の一切を与えます。しかもその母の行為には、子からの見返りを何一つ求めないで、ただ赤ちゃんのためになされるのですが、この一心の努力

が、まさに母親の生きる喜びになっているのです。……その愛の心が無限に他に広がると考えればよいのです。……それが仏の大慈悲心です。(10)

と記されます。子に対する親の愛とは、我が子の一喜一憂がそのまま、親の一喜一憂になるということです。あたかも、仏の慈悲が菩薩に影のように寄り添うが如く、親はつねに、子に寄り添っているということです。更に言うならば、子が親に対して如何なる悪戯をしようとも、親は子を憎まず、子と共にいるということに、喜びを感じるということです。

このように、子に対する親の心は慈悲に近いものであるということができますが、仏の慈悲とは明確に区別をしなければなりません。先の文章の傍点は筆者（玉木）が付けたものですが、傍点が示しているように、親心と仏心をそのまま重ねることはできません。

子に対する親の心、その最も純粋化した状態は、赤ん坊に対する母親の心であるといえるでしょう。しかし、この純粋な心も、「わが子」だからこそ成り立つ親心なのです。わが子であるから「見返り」を求めない関係が成り立つのであり、逆に言えば、わが子とわが子でない子に対して、同じように接することは難しいといわなければなりません。このような親心に対して、仏の心は、「わが子に対する親心」が、無限に他に広がるというのです。

このような阿弥陀仏の心を大悲と表すのに対し、親鸞聖人は自身の心を「小慈小悲もなき身[11]」と表されます。この点について、もう少し考えてみましょう。

日本を代表する宗教哲学者である西田幾多郎（一八七〇～一九四五）は、

自他合一、其間一点の間隙なくして初めて真の愛情が起る…親が子となり子が親となり此処に始めて親子の愛情が起るのである。親が子となるが故に子の一利一害は己の利害の様に感ぜられ、子が親となるが故に親の一喜一憂は己の一喜一憂の如くに感ぜられるのである。…仏陀の愛は禽獣草木にまでも及んだのである。[12]

と記されます。私（自）とあなた（他）が一つに合わさり、その間にほんの僅かな隙間もなくなると、そこで初めて本当の愛情が起こるというのです。親子の愛情がその例として挙げられています。親子の間に隙間がないからこそ、親は、子の喜びを自分のことのように喜び、子の憂いを自分のことのように心配するのです。逆も然りです。そして仏の愛は、人間だけではなく、動植物までにも及んだと示されています。

私とあなたの間の隙間がなければ、仏のように美しい関係でいることができますが、私とあなたの間の隙間をなくすことは、それほど簡単なことではなさそうです。

仏教で布施は、波羅蜜《はらみつ》の一つに数えられます。[註5] 布施とは、「私が」「あなたに」「〇〇を」施すことで成立します。○○とは、金銭や物品に限りません。無財の七施という語もありますから、柔和な笑顔（和顔）、優しい言葉（愛語）なども布施の内容となります。保育・教育の場面に於いて、また福祉の領域に於いて、さまざまに行われる行為は、布施ということもできます。

けれども本当の布施、波羅蜜としての布施とは、「私が」「あなたに」「○○を」という三者が皆、清浄でなければならないのです。清浄とは、「私が」施したという思いを捨てることであり、「あなたに」施したという思い、「○○を」施したという思いに執われないということです。これら三者の思いを捨て、執われないということができて初めて、真実の布施が成立するのです。これを三輪清浄といいます。

私とあなたの間の隙間がなければ、容易に、これらの思いを捨てることができるでしょう。捨てるべき思いすら、もっていないと言うべきかも知れません。

逆に、私とあなたの間の隙間が僅かでもあると、「私が」「あなたに」「●●を」ということに執着してしまい、いつの日か「あなたから」「●●を」と見返りを期待する心が見え隠れしてしまいます。

真実の布施が成立する関係は、私とあなたとの間の距離がない場合です。この関係に立つことができるのは、人間と人間では、難しいと言わねばなりません。人間には煩悩があるからです。布施をしている自分を、どこかで誇らしげに思う心、それが煩悩なのです。その自分の心

の「美しくない部分」に気付かれたのが親鸞聖人です。『一念多念文意』に

「凡夫」といふは、無明煩悩《むみょうぼんのう》われらが身にみちみちて、欲もおほく、いかり、はらだち、そねみ、ねたむこころおほくひまなくして、臨終の一念にいたるまで、とどまらず、きえず、たえず(13)

と示されるように、臨終の一念まで貪欲《とんよく》・瞋恚《しんに》などの煩悩が消えることはないのです。けれども、いや、だからこそ、私たちには阿弥陀仏という仏さまがいてくださるのです。阿弥陀仏は、悲しみの者にそっと寄り添う仏さまです。喜びの者にも一緒に喜んでくださる仏さまです。

一緒に悲しんでくださり、共に喜んでくださる阿弥陀仏を、私の方からとらえたり、つかまえたりすることはできません。けれども、阿弥陀仏は、片時も離れずに私たち一人ひとりと共にいてくださるのです。この阿弥陀仏の大悲のはたらきを信知し、感得していくことが肝要です。(註6)

人間に真実の欠片も見出されなかった親鸞聖人は、私とあなたが隙間なく共にいることの困難性にいたみ・恥じらいを感じつつ、「何があっても必ず共にいるよ」と喚びかけ続ける阿弥

陀仏の喚《よ》び声（名号）を聞き続けられました。

親鸞聖人の仏教・浄土真宗を学ぶ私たちは凡夫です。凡夫どうしが凡夫として共に生きようとする時に、私とあなたが隙間なく、あなたのよろこびをわがこととしてよろこび、あなたの苦しみをわがこととして苦しみ悲しむことは難しいといわなければなりません。けれども、凡夫である私たちに、阿弥陀仏は常に必ず寄り添ってくださるのです。凡夫として生きる私たちが、この阿弥陀仏の大悲の心を聞き続ける生涯を過ごしていくことが、「自他共に心豊かに生きる」（専如門主「伝灯奉告法要についての消息」二〇一五年一月十六日）道となると思われます。

（註1）大谷光真『愚の力』文春新書、二〇〇九年、一五六頁

私が若い頃、お説教の席などで「そのままのお救い」という言葉をよく聞きました。不思議な理解し難い表現だと感じたことがあります。教義としては阿弥陀如来の「そのままのお救い」は間違ってはいないのですが、私が違和感をもったのは、「そのまま」でいいなら自己反省は必要ないのか、という点でした。

現代人に対して、この表現は非常に危ういと思ったのです。……少し考えれば分かることですが、阿弥陀如来が救うといわれるのは、私がこのままではいけないから救ってくださるのです。私の側が「このままでいいのですよ」との姿勢であったならば、救いも何もいりません。阿弥陀如来が救わずにはいられないのは、今のままのあなたがほうっておけないからです。つまり大変

に心配いただいている状態にあるというのが前提です。

抜きがたい苦悩や罪悪を抱えた、修行も善行も末通らない、とてもほうってはおけない状態にある。それ故に阿弥陀如来は「そのまま救う」といわれるのです。そのままの私が全面的に肯定されているわけではありません。そこに居直ってはいけないのです。

（註２）七歩歩いたといわれる「七」は、迷いの六道輪廻を超える教えであることを示しています。

（註３）この意味においては、此岸では成仏のための修行が困難なため、修行に専念することのできる浄土に往生することが、浄土往生の大きな意義と考えられます。けれども、親鸞聖人の仏教においては、浄土は成仏のための修行の場ではなく、往生即成仏と学んでいます。

（註４）阿弥陀仏の大悲を学ぶ他力の道に対して、「甘い」と非難される声があるかも知れません。けれども、親鸞聖人は、『教行信証』において「まことに仏恩の深重なるを念じて、人倫の哢言を恥ぢず。」（「信巻」別序、二〇九頁）、「ただ仏恩の深きことを念うて、人倫の嘲りを恥ぢず。」（「後序」四七三頁）と繰り返し述べておられます。甘いという謗りや嘲笑を、全く気にもとめられなかったことが伺えます。

（註５）六波羅蜜とは、①布施（施しをすること）、②持戒（戒律を守ること）、③忍辱（耐え忍ぶこと）、④精進（すすんで努力すること）、⑤禅定（精神を統一し、安定させること）、⑥智慧（真実の智慧を得ること）の六つをいいます。

（註６）『教行信証』「信巻」に「すでに六趣・四生、因亡じ果滅す。ゆゑにすなはち頓に三有の生死を断絶す。」（『註釈版聖典』二五五頁）とあります。「すでに迷いの世界を輪廻する因が消され、果もなくなるのであるから、速やかにその迷いの世界の輪廻を断絶してしまう」（『顕浄土真実教行証文類

（現代語版）二四一頁）ということです。臨終の一念まで煩悩が消滅することはありませんが、その煩悩に引かれて再び迷いの世界を輪廻することがもはやなくなったと信知することが、阿弥陀仏の本願との出遇いであるといえます。

【引用文献】

（1）『浄土真宗聖典（註釈版）』本願寺出版社、一三一頁
（2）『顕浄土真実教行証文類（現代語版）』本願寺出版社、三頁
（3）『恵信尼消息』、『浄土真宗聖典（註釈版）』本願寺出版社、八一一頁
（4）『執持鈔』、『浄土真宗聖典（註釈版）』本願寺出版社、八六五頁
（5）『浄土真宗聖典（註釈版）』本願寺出版社、三九四頁
（6）『浄土真宗聖典（註釈版）』本願寺出版社、二四五頁
（7）『浄土真宗聖典（註釈版）』本願寺出版社、一七八頁
（8）『浄土真宗聖典（註釈版）』本願寺出版社、八三一頁
（9）中村元『慈悲』平楽寺書店、一九五六年、一六九頁、一七一頁
（10）『おさめ』仏教伝道協会、二〇〇三年、一〇―一四頁
（11）『浄土真宗聖典（註釈版）』本願寺出版社、六一七頁
（12）西田幾多郎『善の研究』「知と愛」岩波書店、一九二一年、三〇九頁
（13）『浄土真宗聖典（註釈版）』本願寺出版社、六九三頁
（14）大谷光真『愚の力』文春新書、二〇〇九頁、一五六頁

親鸞聖人における死と救い　心の支えとなるもの

鍋島　直樹

人は誰しも喜びとともに悲しみをかかえて生きています。病気になって、それまでの自分の支えが崩れるような苦しみに直面することがあります。思いもかけない事故や災害に遭遇して、愛する人や家を失い、孤独の中にひとり取り残されたように感じることがあります。自分の死をめぐる苦しみや愛する人との別れの悲しみをどのように乗り越えていけばよいのでしょうか。苦悩の中で生きていく力となる真実の依りどころ、死によっても消えることのない真実の帰依処について、親鸞聖人の教説にたずねます。

一、親鸞聖人における心の支え

(一) 師法然聖人との出遇い

人は苦しみに直面した時、心の支えとなる教えを求めます。困っている時、自分を理解してくれる人がいると、自分の気持ちを話せて、生きる力が湧いてきます。

親鸞聖人は、若い頃より自分の力の限界に悩み、消し去ることのできない煩悩の深さに直面しました。どれほど修学修行しても心の平安を見いだせないままでした。建仁元年、親鸞聖人は二十九歳の時、決心して比叡山を下り、京都の六角堂に百日間、参籠しました。敬慕する聖徳太子の前でこれから自らの歩むべき道を仰ぐためでした。『恵信尼文書』第三通によると、九十五日目の暁、親鸞聖人は太子の本地《ほんじ》である救世観音から夢告を得られ、東山の吉水で本願念仏の教えを説かれていた法然聖人の草庵を訪ねられました。親鸞聖人はさらに百日の間、雨の降る日も陽射しの強い日も、どのような大事な用件があっても、恩師のもとへ通いつづけました。その時、法然聖人は「後世《ごせ》をこえて救われる道は、善人であろうと悪人であろうとも同じである。生死いづべき道、すなわち、生死の迷いから出るためには、ただひとすじに念仏せよ」と仰せになりました。この教えが心の支えとなり、ついに親鸞聖人は、本願を信じ念仏申す身となられました。『教行信証』化巻にこう記されています。

愚禿釈の鸞、建仁辛酉の暦、雑行を棄てて本願に帰す[1]。

こうして親鸞聖人は、二十九歳の時に、法然聖人に出遇い、雑行を棄て弥陀の本願に帰依しました。自らの思い計らいをさっぱりすてて、阿弥陀如来の本願にすべてまかせました。生死の苦しみを超える道、それは、自己の中に真実を求めて、善根を積み上げる道ではなく、仏の真実が自己に至り届いていることを知り、迷いつづける自己を救わんとはたらきかける弥陀の本願にゆだねて念仏するほかはないという、他力の教えでした。親鸞聖人は今までさとりへの道を求めても、煩悩の雲に覆われて心の平安を感じられなかったので、煩悩を離れられないわが身をそのまま救う本願念仏に出遇えた喜びは深いものでした。親鸞聖人は師の法然聖人について、『高僧和讃』一〇一にこう歌っています。

曠劫多生のあひだにも
出離の強縁しらざりき
本師源空いまさずは
このたびむなしくすぎなまし(2)

「私親鸞は、遥か昔から生死を流転し、迷いを離れることのできる強い縁を知らなかった。先生の法然聖人がいらっしゃらなかったら、このたびの人生もまた虚しく過ぎてしまったことでしょう」という意です。それほどに自分を理解して導いてくれる人に遇えることは心の支えとなります。法然聖人は、『念仏往生要義鈔』にこう説かれています。

たがひに順逆の縁むなしからずして、一仏浄土のともたらむ。(3)

「順調な縁も、つらい逆縁も、どのような縁もむなしくはない。互いに必ず極楽浄土の同朋となるだろう」と法然聖人は教えています。

(二) 阿弥陀如来の本願にいだかれて

親鸞聖人は、苦しみに沈んでいる私たちが、どのようにして救われるのかについて、『高僧和讃』七に次のように説かれています。

生死の苦海ほとりなし
ひさしくしづめるわれらをば
弥陀弘誓のふねのみぞ
のせてかならずわたしける(4)

「迷いの海ははてしなくつづく。悲しみに長く沈む私たちを、阿弥陀如来の本願の船のみが乗せて、必ず安楽浄土に渡してくれる」と教えています。悩みを抱え、溺れている私たちを、阿弥陀如来が「必ず救う、まかせよ」と誓い、その誓いを船にして、私たちを乗せて浄土に渡してくれます。では、阿弥陀如来の本願にいだかれた人生とはどのような人生なのでしょうか。『高僧和讃』一三に次のように記されます。

本願力にあひぬれば
むなしくすぐるひとぞなき
功徳の宝海みちみちて
煩悩の濁水《じょくすい》へだてなし(5)

「阿弥陀如来の本願に出遇い、本願を信じるならば、その人生はいかなるものであってもむなしくはない。濁った水が海にそそぎこむとうしおと一味になるように、阿弥陀如来の功徳が満ちて、煩悩の濁水に隔てられずに、煩悩は仏の功徳と一つになる」と教えています。阿弥陀如来は、苦悩する凡夫を必ず救う本願を成就しました。南無阿弥陀仏は、仏の喚《よ》び声であり、あらゆる人々が救われるために如来が願いをこめて与えた行であり、如来の選択《せんじゃく》本願です。だからこそその本願にまかせて念仏すれば、人生がむなしいものではなくなります。煩悩に揺り動かされた人生が、本願力によって真実功徳の海に転じられます。

(三)　家族や門徒とのつながりを心の支えとする

親鸞聖人は、妻の恵信尼を観音のように敬愛しました。恵信尼も、夫の親鸞聖人を菩薩のように慕いました。二人はともに仏に手を合わせて支えあいました。

親鸞聖人が京都に戻られたのは、六十二歳頃でした。親鸞聖人は七十六歳の時、『浄土和讃』『高僧和讃』を著わすなど、執筆活動に力を尽くしました。しかし、つらいこともありました。親鸞聖人八十二歳の時、妻の恵信尼は越後に還住しました。それは遠くから親鸞聖人を支えるためでした。八十三歳の時には、火事にあいました。親鸞聖人が八十四歳の頃、関東の間で、造悪無礙の異義が広まりました。その混乱を収拾するために親鸞聖人は、息子善鸞を関東に遣わしました。しかし善鸞は父の意に反して、秘事法門を伝えました。「阿弥陀如来の十八願はしぼめる花である。父親鸞聖人から聞いた秘密の教えのみが救う」と偽って伝えたのです。このためついに親鸞聖人は善鸞を義絶しました。それほど悲しいことがありました。こうしたつらい時、親鸞聖人の心の支えとなったものは何であったでしょうか。

親鸞聖人最晩年の手紙にこう記されています。

　このいまごぜんのははの、たのむかたもなく、そらう(所領)をもちて候はばこそ、譲りもし候はめ。せんし(善信)に候ひなば、くにの人々、いとほしうせさせたまふべく候ふ。この文を書く常陸の人々をたのみまゐらせて候へば、申しおきて、あはれみあはせたまふべく候ふ。この文をごらんあるべく候ふ。……常陸の人々ばかりぞ、このものどもを、御あはれみあはれ候ふべからん。いとほしう、人々あはれみおぼしめすべし。この文にて、人々おなじ御こころに候ふべし。あなかしこ、あなかしこ。

十一月十二日　　　　　　　　　　　　ぜんしん（花押）

常陸の人々の御中へ(6)

この手紙は、最晩年の親鸞聖人が、常陸（茨城県）の門徒に家族への扶助を頼んだ遺言状であろうといわれています。この手紙にみえる「いまごぜんのはは」は末娘の覚信尼とされます。覚信尼は夫日野広綱と死別して十年、四十歳近くになっていました。再婚させようと思ったもののまだ相手は見つかりませんでした。親鸞聖人は、「私には家族に譲ることのできる土地も財産もない。ただ頼むべきは東国の常陸の念仏者だけです」「常陸の人々だけが、私の家族を哀れみあってくださることでしょう。不憫なものと、みなさん、憐れに思ってください」と遺書をしたためました。この遺言状とされる親鸞聖人の手紙には、覚信尼や即生房などの子どもを心配する親鸞聖人の切なさと願いが色濃くにじみでています。生活が不安定な時に、親鸞聖人が支えとしたのは、恵信尼や家族であり、すべてを打ち明けられる門徒でした。

（四）親鸞聖人の臨終　ただ念仏して弥陀にたすけられる

『御伝鈔』下、第六段によれば、親鸞聖人は晩年病気に臥してから、仏恩に感謝する思いを打ち明けて、ただ念仏を称えて、十一月二十八日正午頃に念仏する息が絶えたとされています。

口に世事《せいじ》をまじへず、ただ仏恩のふかきことをのぶ。声に余言《よごん》をあらはさず、もつぱら称名たゆることなし。しかうしておなじき第八日　午時　頭北面西右脇《ずほくめんさいうきょう》に臥したまひて、つひに念仏の息たえをはりぬ。(7)

親鸞聖人は、「ただ念仏して弥陀にたすけられまゐらすべし」（『歎異抄』第二条）と、関東から来た門弟に伝えました。その臨終にはただ念仏を称えていました。このように究極的には、本願を信じ、阿弥陀如来の願行の結晶である名号をただ称え、すべてを仏にまかせて救われていったのでした。親鸞聖人は「正信念仏偈」にこう記されています。

極重悪人唯称仏　我亦在彼摂取中
煩悩障眼雖不見　大悲無倦常照我

「罪の人々みなをよべ　われも光のうちにあり

まどいの目には見えねども　仏はつねに照らします」

煩悩を離れられない凡夫、悪人である私こそが阿弥陀如来の救いのめあてです。自我の煩悩で眼をさえぎられ、たとえ摂取の光明が見えなくても、大悲は飽きることなく、見捨てることなく私を照らしています。どのような境遇でも、私が念仏する時、阿弥陀仏はいつも私とともにいます。だからこそ如来の大悲にいだかれて、わが身をふりかえり、慚愧《ざんぎ》と歓喜のうちに、身を粉にしても報恩感謝の道を生きていこうと親鸞聖人は呼びかけています。

苦難の中で親鸞聖人の心の支えたものは何だったでしょうか。それは、すべての人々に「まかせよ救う」と呼びかけつづける弥陀の本願に身をゆだね、ただ念仏して弥陀に救われることでした。そして本願念仏を教えてくれた法然聖人、恵信尼、家族を支えてくれた門徒との心のつながりが、親鸞聖人の生き抜く力となっていました。

二、阿弥陀如来の本願による救い　―現生正定聚と彼土滅度

浄土真宗の教章には、「教義　阿弥陀如来の本願力によって信心を恵まれ、念仏を申す人生を歩み、この世の縁が尽きるとき浄土に生まれて仏となり、迷いの世に還って人々を教化する」と示されています。

（一）本願力によって信心を恵まれ、仏に摂取され捨てられない

本願とは、サンスクリット語のプールヴァ・プラニダーナの漢訳で、以前からの願いという意です。阿弥陀仏が衆生救済のために建てた四十八願であり、特に第十八願を本願、根本の願と称します。『無量寿経』の第十八願成就文には、

すべての人々が、阿弥陀仏の名号を聞いて、疑いなく信じ歓ぶ時、その信心は阿弥陀仏の真実の至心をもって回向されたものであるから、浄土へ生まれようと願う時に、たちどころに往生すべき身に定まり、不退転に住する。ただし、五逆の罪を犯し、正しい仏法を謗るものだけは除かれる。

と説かれています。親鸞聖人は、この本願成就文の心をこう受けとめました。

真実信心をうれば、すなはち無礙光仏《むげこうぶつ》の御こころのうちに摂取して捨てたまはざるなり。摂はをさめたまふ、取はむかへとると申すなり。をさめとりたまふとき、すなはち、とき・日をもへだてず、正定聚《しょうじょうじゅ》の位につき定まるを「往生を得」とはのたまへるなり(8)

（『一念多念文意』）

真実信心の行人は、摂取不捨のゆゑに正定聚の位に住す。このゆゑに臨終まつことなし、来迎たのむことなし。信心の定まるとき往生また定まるなり。来迎の儀則をまたず[9]。

（『末灯鈔』一通）

したがって、阿弥陀仏の本願を疑いなく信じれば、臨終に念仏を称えて阿弥陀如来の来迎を待つ必要はなく、平生の時から、阿弥陀仏のみ心のうちに摂取され見捨てられることはありません。摂取不捨とは、仏の大悲に私がおさめとられ、迎えられ、今ここで、正定聚、すなわち、仏になるべき身と定まることです。人間にとって真実に生きる道は、仏の心にいだかれ、真実なる仏の心をたまわって生きる以外にないという教えです。

摂取不捨の仏の救いについて、『観無量寿経』真身観にこう説かれています。

一々の光明は、あまねく十方世界を照らし、念仏の衆生を摂取して捨てたまはず[10]。

また、『浄土和讃』八二には次のように記されています。

十方微塵世界の

念仏の衆生をみそなはし
摂取してすてざれば
阿弥陀となづけたてまつる(11)

「微塵のような数限りない世界に住む念仏の衆生を見守り、摂取して捨てないから、阿弥陀と名づけられました」という意です。

阿弥陀仏は、善人も悪人も、智者も愚者も、凡人も賢者も、全ての人々を救うために、そのさわりなき光であらゆる世界を照らし、仏の願行のそなわった南無阿弥陀仏の名号を成就し、念仏の人々をおさめとって見捨てることがありません。すべての念仏者を摂取して見捨てないから、阿弥陀仏と呼ばれるのです。注目すべきことは、親鸞聖人が、この『浄土和讃』の「摂取してすてざれば」に左訓をつけて、「摂めとる。ひとたびとりて永く捨てぬなり。摂はものの逃ぐるを追はへとるなり。摂はをさめとる、取は迎へとる」と記されていることです。その意味において、仏の限りなき慈悲は、真実に背をそむけて逃げていく私を抱きとめ、永遠に見捨てないと、親鸞聖人が受けとめていたことがわかります。

また、阿弥陀仏の衆生をみるまなざしについて、親鸞聖人は『浄土和讃』九二の「一子地」の左訓にこう明かされています。

三界の衆生をわがひとり子とおもふことを得るを一子地といふなり。[12]

「迷いの世界にすむ私たちを、如来がたった一人のわが子のように思ってくださることを一子地という」という意です。このように阿弥陀仏は自分自身を見るように、自分のたったひとりの子どもを見守るように、あなたをそのまま認めてくださいます。

（二）罪や悲しみをかかえたままで仏に願われている

『歎異抄』第九条に、死の不安と仏の大悲についてこう書かれています。

まことによくよく煩悩の興盛に候ふにこそ。なごりをしくおもへども、娑婆の縁尽きて、ちからなくしてをはるときに、かの土へはまゐるべきなり。いそぎまゐりたきこころなきものを、ことにあはれみたまふなり。これにつけてこそ、いよいよ大悲大願はたのもしく、往生は決定と存じ候へ。[13]

死を受容することは、人間にはむずかしいことです。しかし、死の不安をかかえたままで大丈夫なのです。自らを偽らずに、臨終まで消えることのない悩みや寂しさをかかえたままで、仏に救われます。なぜなら、罪や悲しみをかかえたものをこそ、仏が浄土に往生させようと願っているからです。

では、誰にも代わってもらえない苦しみの渦中で、人はどう生きていったらいいのでしょう。その答えを指し示す親鸞聖人の言葉が『歎異抄』後序に遺されています。

それほどの業をもちける身にてありけるを、たすけんとおぼしめしたちける本願のかたじけなさよ(14)

現にこの通りの私、どうしようもない苦しみを背負った私を、仏は抱きかかえます。そのまで、自分が願われた存在であると感じられること、そこに深き救いがあります。なす術もないこの自分にかけられた仏の悲願に気づく時、悲しみの中にありながらも深い安心を得て、生き抜く力が生まれてきます。

(三) 命を終えて浄土に往生し仏となる

人は亡くなると、どうなるのでしょうか。親鸞聖人は、『教行信証』信巻にこう説き明かしています。

念仏の衆生は横超《おうちょう》の金剛心を窮《きわ》むるがゆゑに、臨終一念の夕《ゆうべ》、大般涅槃《だいはつねはん》を超証《ちょうしょう》す。(15)

「念仏の衆生は、阿弥陀仏の本願力による信心をいただいているから、この世の命を終えて浄土に生まれ、たちまちに大いなるさとりを開く」という意です。これが彼土における往生即成仏の教えです。如来の本願力によって、彼岸の浄土に往生して、迷いを滅して仏と成り、苦悩を渡ることを彼土滅度といいます。念仏者は、この世の縁がつきる時、浄土に生まれて仏になります。

真の救いとは、今ここで仏の大悲にいだかれているという深い安心をうることであり、どのような最期を迎えようとも、如来の本願力によって浄土に往生できるという未来が確かに開かれることです。いつでもどこにいても、仏の他力に摂取されて見捨てられないからこそ、凡夫である人間は、普段の生活に浮き沈みがあろうと、安心して泣いたり笑ったりすることができるといえるでしょう。

(四) 臨終の善し悪しを問わない

実際に、親鸞聖人は、覚信坊という門弟の死を悼み、『末灯鈔』十四通にこう語っています。

そもそも、覚信坊のこと、ことにあはれにおぼえ、またたふとくもおぼえ候ふ。そのゆゑは、信心たがはずしてをはられて候ふ[16]。

このように親鸞聖人は死の現実を、悲しみと尊さの両面から受けとめました。

また、親鸞聖人は、飢饉や疫病で亡くなった人々を偲び、関東の門弟に手紙を送りました。『末灯鈔』六通にこう記されています。

まづ善信（親鸞）が身には、臨終の善悪をば申さず、信心決定のひとは、疑なければ正定聚に住することにて候ふなり。さればこそ愚痴無智の人も、をはりもめでたく候へ。如来の御はからひにて往生するよし、ひとびとに申され候ひける、すこしもたがはず候ふなり[17]。

「私親鸞においては、臨終が善いとか悪いとかを心配はしません。臨終の迎え方によって救いが決まるのではない。信心を恵まれた人は必ず仏となるべき身と定まっています。だからこそ愚痴のひとも命終はめでたいのです。如来のはからいによって往生することを皆様にお伝えください」という意です。自分を中心にして計算してばかりの人間が、阿弥陀仏の本願を信じ念仏申す生活の中で、仏の光に照らされて慚愧し、そのまま仏にはからわれて往生できるのです。親鸞聖人は、死の迎え方の善し悪しによって、救いの是非を裁定せず、いかなる死も尊い往生であると伝えました。

さらに、『歎異抄』第十四条にはこう記されています。

病悩苦痛せめて、正念に住せずしてをはらん。念仏申すことかたし。そのあひだの罪をば、いかがして滅すべきや。罪消えざれば、往生はかなふべからざるか。摂取不捨の願をたのみたてまつらば、いかなる不思議ありて、罪業をおかし、念仏申さずしてをはるとも、すみやかに往生をとぐべし。(18)

「病気の苦痛にさいなまれて念仏することができない。そのあいだの罪はどうやって滅したらよいのだろうか。罪が消えなかったら、往生はできないのだろうか。摂取不捨の願を信じまかせれば、いかなる不思議ありて、罪業を犯し、念仏をとなえられずに人生を終えても、すみやかに往生できるだろう」という意です。このようにいかなる状態で死を迎えようとも、阿弥陀仏の摂取不捨の本願にまかせるならば必ず浄土に生まれることができるのです。

三、浄土　―限りなき光の世界

（一）浄土は大いなる涅槃の世界

彼岸の浄土とはどのような世界でしょうか。善導大師『観経疏』「定善義」に次のような内容が示されています。

春分と秋分には、太陽が真東からのぼって真西に沈む。太陽の沈む西のはるか向こう、十万億刹を超えたところに阿弥陀如来の浄土がある。だから春分と秋分には、夕日の沈む光景を見て、極楽浄土に思いをはせよう。(19)

彼岸、それは、迷いの世界の向こうにあるさとりの岸、極楽浄土です。しかも遠いかなたの岸を眺めているのではありません。波羅蜜《はらみつ》（梵語パーラミーター）が「到彼岸」を意味するように、すべての人は迷いの世界を渡り、悟りの彼岸に到ることができます。極楽浄土について、親鸞聖人は『唯信鈔文意』にこう明かしています。

「極楽無為涅槃界《ごくらくむいねはんがい》」といふは、「極楽」と申すはかの安楽浄土なり、よろづのたのしみつねにして、くるしみまじはらざるなり。かのくにをば安養《あんにょう》といへり。曇鸞《どんらん》和尚《かしょう》は、「ほめたてまつりて安養と申す」とこそのたまへり。また『論』（浄土論）には、「蓮華蔵世界」ともいへり、「無為」ともいへり。「涅槃界」といふは無明のまどひをひるがへして、無上涅槃のさとりをひらくなり。「界」はさかひといふ、さとりをひらくさかひなり。(20)

このように浄土とは、安楽で、苦しみが消滅し、惑いを転じて大いなる涅槃を開く世界です。『阿弥陀経』に、浄土のさとりの世界を蓮の花にたとえて説かれています。

池中蓮華、大如車輪、青色青光、黄色黄光、赤色赤光、白色白光、微妙香潔

「浄土の池の中に車輪のように大きな蓮の花があり、青い花は青い光を、黄色い花は黄色い光を、赤い花は赤い光を、白い花は白い光を放ち、それぞれが言い尽くせないほど美しく、その香りは気高く清らかである」という意です。この極楽浄土の荘厳は、すべてが異なったまま自らの光を放ち、他の光を受けて共に輝いている素晴らしさを教えています。あなたはあなたのままで尊いと受けとめることができるでしょう。

（二）浄土は限りなき光の世界

さて、親鸞聖人は、真仏土、阿弥陀如来の浄土を「無量光明土[21]」「安楽浄土」「安養」「極楽」と表現されました。では、なぜ浄土を限りなき光の世界と受けとめたのでしょうか。

> かの極楽世界とこの娑婆世界とのあひだに、十万億の三千大千世界をへだてたりと説けり。……かの無礙光仏の光明、かかる不可思議の山を徹照して、この念仏衆生を摂取したまふにさはることましまさぬゆゑに、無礙光と申すなり[22]。

極楽の阿弥陀如来のさわりなき光は、娑婆世界の迷いの山々にさえぎられることなく迷いの山々を超えて、念仏の人々を照らし、摂取して見捨てることがありません。浄土が限りなき光の世界である理由は、浄土が娑婆世界の彼方にありながら、限りなき光で、今この現実世界に生きている念仏者を照らし護っているからです。私の愚かさや罪深さをふりかえると、浄土はどこまでも遠い彼方の世界です。しかし、浄土はそのような愚かな人間の娑婆世界を照らして、励まし育てる世界です。

親鸞聖人は浄土の放つ光について、『浄土和讃』四二・四三・四四にこう歌っています。

一々のはなのなかよりは
三十六百千億の
光明てらしてほがらかに
いたらぬところはさらになし[23]

一々のはなのなかよりは
三十六百千億の
仏身もひかりもひとしくて
相好金山のごとくなり[24]

相好ごとに百千の
ひかりを十方にはなちてぞ
つねに妙法ときひろめ
衆生を仏道にいらしむる[25]

「浄土に咲く花の一つひとつから三十六百千億の光があふれて朗らかに照らし、十方世界のすみずみまであまねく光が届いていく。浄土の花の一つひとつから三十六百千億の仏の身が光り輝いて、その姿は黄金の山のようである。仏たちは光をあらゆる方向に放ち、いつも教えを説き広めて、迷える衆生を仏の道に導いてくれる」。このように浄土の光が苦悩する私たちに至り届き、いつも仏の道へと導いてくれると親鸞聖人は説き明かしています。

(三) 浄土は心のふるさと、必ず必ずまた会える

親鸞聖人は、『般舟三昧経《はんじゅざんまいきょう》』によって慈愍《じみん》が作った偈をのせた善導大師の『法事讃』を引用して、故郷はどこにあるのかについてこう明かしています。

家郷《かきょう》はいづれの処にかある。極楽の池のうち七宝の台《うてな》なり(26)。

「家、故郷はどこにあるのか。本当の家は、極楽の池の七宝に光る蓮台である」という意です。ここに極楽が懐かしい故郷であることがわかります。

さらに、親鸞聖人は、浄土について門弟に書き送った手紙が残されています。

この身は、いまは、としきはまりて候へば、さだめてさきだちて往生し候はんずれば、浄

土にてかならずかならずまちまゐらせ候ふべし。[27]（有阿弥陀仏に宛てた手紙）

意訳「私は今もうすっかり年を取ってしまいました。定めしあなたに先だって浄土に往生するでしょうから、あなたを浄土で必ず必ずお待ちいたしましょう」

かならずかならず一つところへまゐりあふべく候ふ。[28]（覚信の死に際しての手紙）

意訳「必ず必ず同じ浄土に往生してまた会いましょう」

親鸞聖人が「かならずかならず」とくりかえして呼びかける言葉は力強く、極楽浄土でまた会えるという救いの確かさが伝わってきます。ここより親鸞聖人は、死は終わりでなく、浄土に誕生することであり、死別してもまた会える世界があると教えています。「倶会一処」と『阿弥陀経』に説かれる世界です。死ぬこと自体は決して不幸ではなく、人間の思いの及ばぬ死の彼方は、仏の光に満ちていると説いて、人々に死を超えた解決を示しました。浄土とは、懐かしき故郷であり、また会える世界です。そして、今この世界の人々を照らし護る光の世界です。阿弥陀仏の願いを聞き信じ、ただ念仏するところ、必ず浄土に生まれ、苦しみもすべてなくなり清らかなさとりに転じられます。浄土とは、亡き人々と愛する人々とをつなぐ、心のふるさとです。

四、還相回向　―迷いの世に還って人々を教化する

親鸞聖人は、『無量寿経』や天親菩薩、曇鸞大師の教学に基づいて、浄土に往生することは、仏に成ることであり、穢土《えど》に還ってきて、あらゆる衆生を迷いからさとりに導くことであると説かれました。これが還相回向《げんそうえこう》のみ教えです。還相回向とは、死を超えてつづく大いなる慈悲のはたらきを表しています。私たちはなぜ死んでから浄土に往生するのでしょうか。それは自分自身のためではありません。迷いの世界に還って、まず有縁の人々を教化するためにこそ浄土に往くのです。往くのは還ってくるためです。『浄土和讃』一一〇にこう記されています。

安楽浄土にいたる人
五濁悪世にかへりては
釈迦牟尼仏のごとくにて
利益衆生はきはもなし[29]

安楽浄土に往生する真の目的は、穢土に還ってきて、釈尊のようにあらゆる衆生を迷いからさとりに導くためです。そのことをこの和讃からうかがうことができます。

浄土に往き生まれる往相も浄土から娑婆に還って衆生を摂化《せっけ》する還相も、ひとえに衆生の生死の苦しみを抜いて彼岸に渡すためです。親鸞聖人は「正信念仏偈」に、

往還回向由他力　正定之因唯信心

「往くも還るも他力ぞと　ただ信心をすすめけり」と記され、浄土へ往くことも浄土から還ることもすべて仏の本願他力によると明示されています。『末灯鈔』十四通によると、実際に、親鸞聖人は、門弟の覚信が亡くなった時に、覚信の息子である慶信に、このように手紙をしたためています。

おくれさきだつためしは、あはれになげかしくおぼしめされ候ふとも、さきだちて滅度にいたり候ひぬれば、かならず最初引接のちかひをおこして、結縁《けちえん》・眷属《けんぞく》・朋友《ぼうう》をみちびくことにて候ふ(30)

（『末灯鈔』十四通）

「死別は嘆き悲しいことに思われることでしょう。それでも、あなたのお父様は、先立って迷いを滅し成仏なさったのですから、必ず最初に救わんとする誓いを起こして、家族縁者や同朋を導いてくれることでしょう」という意です。このように亡き人は、遺族にとって、真実への導き手となってくれます。

念仏者が、往相還相のはたらきのなかに生かされ、死を超えて互いに師弟となって導きあうことを、親鸞聖人は願っていました。『教行信証』の終わりには、『安楽集』を引用しています。

前《さき》に生れんものは後を導き、後に生れんひとは前を訪へ、連続無窮《むぐう》にして、願はくは休止《くし》せざらしめんと欲す。無辺の生死海を尽さんがためのゆゑなり。(31)

「先に生まれたものは、後輩を導き、後輩は先輩を訪ねよ。その連携がずっとつづいていくことを願う。なぜなら、果てしなき苦しみの海に沈むものを救うためである」という意です。ここに、世代を超え、死を超えて、互いに師弟となって苦しみに沈むものを救おうという志願が示されています。迷いから悟りへ往き、悟りから迷いへ還ってくるという、自利利他の限りない願いに生きることが、自己の存在意味となっています。すべての人は如来よりわけへだてなく信心を恵まれて、御同朋御同行として支えあい、命終えて浄土に往生して仏と成ることができます。浄土で必ず再会し、穢土に還ってきて、師弟となって導きあうことができます。これが生死出離の道であり、自他ともに安穏になることをめざす大乗仏教の真髄であるといっていいでしょう。

ここで、浄土真宗における葬儀の意義を明かしている言葉を紹介します。浄土真宗本願寺派第二十四代門主大谷光真さまは、次のように教示されています。

浄土真宗の葬儀は告別とは違います。人の死は死んだらそれで終わり、さようならではなく、仏に成ること、浄土往生です。そのまま仏としてこの迷えるものの世に還り、今度は仏として人を導く、つまり利他のはたらきを続けることの始まりなのです。

人と人は悲しい別れをしなければならないけれど、それは仏と人の出遇いの始まりでもあります。お参りする側は浄土へと往く姿を見送る中に、すでに浄土から還って仏としてはたらく姿をいただいています。

いのちの大きなリレーの中に、彼の人もあり私もある。これが死を超えて往くということではないでしょうか。死は行き止まりではなく、無に帰することでもない。そう感じ取ることができるはたらきを、私たちはすでにいただいているのです。(32)

ここに明らかにされているように、死別は悲しい別れであるとともに、仏と人との出遇いの始まりでもあります。浄土真宗の葬儀は、告別のために行うものではありません。愛する人は仏と成って、迷える世に還り、あなたを導きます。「これからもいっしょ。またね」。そこに大切な人を見送り大切な人に見送られる葬儀の心があります。

金子みすゞの詩に、見えないものの大切さを教えてくれる詩があります(33)。

星とたんぽぽ

金子みすゞ

青いお空の底ふかく、
海の小石のそのように、
夜がくるまで沈《しず》んでる、
昼のお星は眼《め》に見えぬ。
　見えぬけれどもあるんだよ、
　見えぬものでもあるんだよ。

散ってすがれたたんぽぽの、

瓦《かわら》のすきに、だァまって、
　春のくるまでかくれてる、
　つよいその根は眼にみえぬ。
　　見えぬけれどもあるんだよ、
　　見えぬものでもあるんだよ。

昼に星が見えないから、夜空の星はいっそう煌めいて感じます。タンポポは冬に姿が見えないから、春に桜の下で咲く小さなタンポポを見つけると元気づけられます。愛情や優しさが眼には見えなくても、人にぬくもりを与えるように、眼には見えないものの大切さをこの詩は教えてくれます。

どれほど誰かを愛していても、いつか別れがあります。しかし、死別した後で、その人がこの世に存在していた姿がのこされた人たちの心によみがえります。お墓やお仏壇に手を合わせる自分自身が仏さまに慰められます。

人は亡くなると、その姿形は見えなくなります。それは確かにそうかもしれません。しかし、その人から受けた愛情、その人にささげた愛情を忘れないでいることができるのは、今ここに生きている自分自身だけです。あなたの流した涙を、幸せの種にそそぐことができれば、いつかきっと新しい幸せの花を咲かせることができるにちがいありません。

五、まとめ

命あるものすべては、死の悲しみを包含しながら、生の輝きを放っています。死に直面する時、人は自己の人生の意味をふりかえり、真の優しさと愛情に気づきます。人は、家族やよき理解者にめぐりあい、愛されていると実感できた時、寂しさが和らげられ、安らぎを感じることができます。ビハーラ活動は、生老病死の苦しみのなかで、あらゆるものが相互に支えあって生かされているという縁起思想に基づいています。人は罪や苦しみを抱えながらも、身も心も仏に願われたいのちです。如来のはからいによって浄土に往生できるのですから、臨終の善悪を問う必要はありません、すべての死は悲しく尊いものです。

仏教者の看取りは、情緒的な対応を超える視座を示していました。それは、いかなる患者も、死への不安をかかえたままで、仏の大悲にいだかれて、限りなきいのちへと成っていく、という視座です。生死を超える心のつながりが、患者と家族、友人、恩師との間に感じられる時、その心のつながりは、患者にも看取るものにも安らぎとなっていくことでしょう。

あらゆるものが大地に排除されることなく支えられているように、罪や悲しみをいだいたままで仏に願われています。弱く小さな自己をそのまま大切にしてくださる仏の本願を知る時、深い安心が生まれます。大悲のぬくもりのなかで、罪業深重なる自己を素直に慚愧して、報恩感謝の道を前に向かって歩むことができるでしょう。

【引用・参考文献】

（1）『教行信証』化巻、『浄土真宗聖典（註釈版）』本願寺出版社、四七二頁
（2）『高僧和讃』一〇一、源空讃、『浄土真宗聖典（註釈版）』本願寺出版社、五九六頁
（3）法然『念仏往生要義鈔』、『昭和新修法然上人全集』六八七頁
（4）『高僧和讃』七、龍樹讃、『浄土真宗聖典（註釈版）』本願寺出版社、五七九頁
（5）『高僧和讃』一三、天親讃、『浄土真宗聖典（註釈版）』本願寺出版社、五八〇頁
（6）『浄土真宗聖典（註釈版）』本願寺出版社、七九九頁
（7）『浄土真宗聖典（註釈版）』本願寺出版社、一〇五九頁
（8）『一念多念文意』、『浄土真宗聖典（註釈版）』本願寺出版社、六七九頁
（9）『末灯鈔』一通、『親鸞聖人御消息』一通、『浄土真宗聖典（註釈版）』本願寺出版社、七三五頁
（10）『観無量寿経』真身観、『浄土真宗聖典（註釈版）』本願寺出版社、一〇二頁
（11）『浄土和讃』八二、『浄土真宗聖典（註釈版）』本願寺出版社、五七一頁
（12）『浄土和讃』九二、親鸞真蹟左訓、『浄土真宗聖典（註釈版）』本願寺出版社、五七三頁
（13）『歎異抄』第九条、『浄土真宗聖典（註釈版）』本願寺出版社、八三七頁
（14）『歎異抄』後序、『浄土真宗聖典（註釈版）』本願寺出版社、八五三頁
（15）『教行信証』信巻、『浄土真宗聖典（註釈版）』本願寺出版社、二六四頁

(16)『末灯鈔』十四通・蓮位添状、『親鸞聖人御消息』十三通、『浄土真宗聖典（註釈版）』本願寺出版社、七六六頁
(17)『末灯鈔』六通、親鸞八十八歳、『浄土真宗聖典（註釈版）』本願寺出版社、七七一頁
(18)『浄土真宗聖典（註釈版）』本願寺出版社、八四六頁
(19) 善導大師『観経疏』「定善義」意訳、『浄土真宗聖典七祖篇（註釈版）』本願寺出版社、三九六頁
(20)『唯信鈔文意』、『浄土真宗聖典（註釈版）』本願寺出版社、七〇九頁
(21)『顕浄土真実教行証文類』真仏土巻、『浄土真宗聖典（註釈版）』本願寺出版社、三三七頁
(22)『弥陀如来名号徳』、『浄土真宗聖典（註釈版）』本願寺出版社、七二八頁
(23)『浄土和讃』四二、『浄土真宗聖典（註釈版）』本願寺出版社、五六三頁
(24)『浄土和讃』四三、『浄土真宗聖典（註釈版）』本願寺出版社、五六三頁
(25)『浄土和讃』四四、『浄土真宗聖典（註釈版）』本願寺出版社、五六四頁
(26)『教行信証』行巻、『浄土真宗聖典（註釈版）』本願寺出版社、一七三頁、原文は善導『法事讃』、大正蔵四七巻四八一c
(27)『親鸞聖人御消息』、有阿弥陀仏宛、『浄土真宗聖典（註釈版）』本願寺出版社、七八五頁
(28)『親鸞聖人御消息』、覚信の死に際しての手紙、親鸞聖人八十七歳、『浄土真宗聖典（註釈版）』本願寺出版社、七七〇頁
(29)『浄土和讃』二〇、『浄土真宗聖典（註釈版）』本願寺出版社、五六〇頁
(30)『末灯鈔』十四通・蓮位添状、『親鸞聖人御消息』十三通、『浄土真宗聖典（註釈版）』本願寺出版社、七六七頁

（31）『浄土真宗聖典（註釈版）』本願寺出版社、四七四頁
（32）大谷光真『いまを生かされて』文藝春秋、二〇一四年、四三―四四頁
（33）『金子みすゞ童謡全集』第三巻、ＪＵＬＡ出版局、一六四頁

第四章　ビハーラ実践事例

対人援助実践の中でも、とりわけ「いのち」を支えるビハーラは、多種多様な事業・活動が考えられます。

ここでは、仏教が課題とする生老病死の「生」に注目し地域支援として実践している子育て支援事業や、エンド・オブ・ライフケア（ターミナルケア、緩和ケアを含む）の中でも宗教的医療を紹介し、実践している医師の取り組み、さらには音楽による癒しの技法について、病院や福祉施設等での音楽療法の実践事例について紹介します。

地域とつながるビハーラ活動

大橋　紀恵

私は結婚を機に、生駒山脈の南端、大和川に面した山の麓で、ぶどう栽培が盛んな柏原の地にある、創建寛永五年の浄土真宗の寺院が生活の場となりました。その時から、地域における寺院の役割とは何か、またそこで生活する者のあり方や宗教者の役割についても考えるようになりました。実母の死を縁に僧侶となり、「ビハーラ」という言葉とその意味を本願寺が発行する「大乗」で知りました。

当時私は、看護教育者としての仕事をもち、学生の臨床実習指導で現場に出向いておりました。臨床の場ではがんの告知が始まった時期でもありました。これからは医療と福祉と宗教がチームをくんで人々の苦悩に寄り添うことが不可欠と考えて、ビハーラ活動者養成研修会が西本願寺で始まっていることを知り、すぐ四期生の養成研修を受講しました。研修修了後、すでに発足していたビハーラ大阪の会員となって現在に至っています。

私の歩みをふり返り、現在地域で実践している活動につながっていったプロセスを、体験を通して整理してみました。

一、地域の人たちとのつながり

〈子供たちとの関わり〉

私は越前武生市で生まれ、三歳で父が戦死したこともあり、母や祖父母の感化で寺院とのつながりが深い中で成長期をすごしました。幼い頃からの寺参りの記憶や、日々の仏事の習慣が私の心の根っこにありました。ですから、自分の子どもが生まれたことを縁に地域の子どもたちとつながりをもち、関わりを深めてお寺のことを知ってもらうことが大切であると考えました。

一九七三（昭和四十八）年に月二回の日曜学校を開設しました。法務は前住職が担当してくれていましたので、住職と私は日曜学校が楽しくて意味あるものとして定着できるよう季節毎の計画を練ったり、本願寺派の大阪教区主催の夏期宿泊研修に参加するなど工夫をこらしました。当時は子どもの人数も多く、宗派をこえて地域の子どもたちが毎回たくさん参加してくれました。今も花まつりに必ず登場する大きな白い象は一期生が手作りしてくれたものです。

花まつりに初参式をするようになって十年程になりますが、一年間に生まれた子どもさんとその家族が参加して、大勢の子どもたちとお祝いするようになりました。その時必ず歌う「ののさま」の歌は好評です。

最近は地域の子どもの数が減り、日曜学校は継続できなくなりましたが、二〇〇六（平成十八）年に地域の「つどいの広場」として、子育て支援事業に取り組むことになりました。この内容については詳しく後述します。

子どもたちとのつながりが地域とつながる基盤を作ってくれました。

〈母親たちとのつながり〉

子どもたちが寺に足を運ぶようになったら、その母親たちが集いを持ちたいとの要請があり、月一回の集いを開設しました。当時は毎月の案内をガリ版で手作りして配布しました。これが現在の寺報として続いています。この母親の会は、他にすでに尼講から引き継がれた年配の婦人が集う会がありましたが、それとは別の会を持ちたいという要望があり、「みのりの会」として現在まで続いています。

阪神・淡路大震災や東日本大震災時の支援物資の収集や送付に多大な協力をしていただいたり、現在活動中の子育て支援では、見守りボランティアとして自主的に関わっておられます。

会員の一人が、ビハーラ活動者養成研修を受講し、ビハーラ大阪の会員として、仮設訪問や近くの特別養護老人ホームのボランティアとしても活動しています。また会員の多くは二世代同居で、親たちの介護を担う立場にある人たちで、毎年のバス旅行は親睦と休息もかねて現在まで続いています。

〈仏教青年会とのつながり〉

日曜学校は六年生までなので、中学生になった青年たちが月一回集まり、仏教青年会として動き出しました。

彼らは日曜学校生への指導や本願寺津村別院主催のリーダー研修や本山の成人式、全国集会に参加して、活動範囲は地域を越えて広がりました。

そして彼らは結婚し、伴侶をつれて寺院に来てくれるようになりました。

〈お嫁さん世代の人たちとのつながり〉

地域で同居のお嫁さんたちとは、月参りや法事などで出会うことはありますが、姑には聞けないことや子育ての悩みなど話せる場がほしいという要望があり、若婦人世代が集う会が発足しました。

一歩一歩仏教のことも学んでいきたいと、「あゆみの会」と名づけられました。月一回午前十時半に始まり、ランチをしたあとのおしゃべりが楽しみで続けられています。娘もあゆみの会のメンバーです。あゆみの会のメンバーに子どもが生まれたことで、初参式への参加も増えました。現在当寺では世代の異なる三つの婦人会が、それぞれに合った活動を続けています。

〈三冊の詩集を残して逝った青年との関わり〉

先天性の難病で幼稚園の頃から歩行が困難になっていた近所に住むM君のことは、私の次女がM君の兄と同年齢であったので知っていました。

M君の兄は、中学一年の時、M君と同じ難病で亡くなりました。M君が小学五年の時です。地元の中学校に車椅子で通っていたM君が、中学三年になり進路に悩んでいることや、洗髪ができずに不快な思いをしていることを、M君のお母さんから聞いて自宅を訪問しました。

自力で体位変換できないM君の洗髪を手伝った後、彼の同意を得て身体の清拭《せいしき》と足浴をお母さんと一緒に行いました。この日がきっかけとなり、M君と会話ができるようになりました。高校進学は地元から遠く離れた難病指定病院附属の養護学校高等部に決め、彼は地元を離れることになりました。「おばちゃん、僕がその学校に入ったら、僕がここで生まれて生きてたことを、みんなは忘れてしまうやろな」とつぶやいたM君の言葉が忘れられません。

高校卒業間近になった頃、お母さんより、M君が精神的に落ち込んでいるようなのでM君の思いを聴いてもらえないかと電話がありました。それで病室を訪問すると、彼は枕元にあった一冊の大学ノートを見せてくれました。最初の頁を開けると筆圧のない薄い文字で詩が書いてありました。私はこの詩に非常に心動かされ、このM君の思いを世界中の親たちに届けたいと思い、思わず「ここに書いてある詩を詩集として出版してみない？」と彼になげかけました。彼もそのことで相談に乗ってほしかったのだと言いました。両親の同意を得、たくさんの詩の整理や校正、清書に何度も病室に出かけ、ビハーラ大阪の活動で協力いただいていた出版社の協力も得られ、第一詩集『スタート—勇気を出して今すぐ一歩—』を発刊することができました。彼が幼い頃描いていた油絵も挿入し、解説を京都女子大学名誉教授の中川正文先生が書いて下さいました。

M君に感動するのは、わたしたち成人が、何十年もかかってやっとわかってきたことを、つまり病気を病気として素直に受容する姿勢を既に身につけているということです。戦うなどよりもどれだけ積極的な人間らしい謙虚な生き方でしょう……更にM君の病床生活はこれからもまだまだ続いて、M君を痛めつけ苦しめていくことでしょう。けれど彼は、そういうきびしいなかでも詩が語るように「ふつうのひとにはわからないなにか」を探す旅をひたむきにつづけていくだろうと思います。

彼はおわりに、

僕はこの本ができるまでは、病気を人には見せたくないと考えていました。病気のことを表に出してしまうことは自分をさらけ出すことだからそれがすごく恐かったのです。「勇気を出して今すぐ一歩」それができなかった。でも病院の仲間たちが必死になって生きているのに僕が現実をうけとめずにいたら笑われてしまう。僕が勇気を出すことによって、病気で苦しむいろんな人たちの力になれるかもしれないと考えたら、ふみだすことができました。

と述べています。そして彼は二十歳まで生きられたら、二十歳の記念にもう一冊出版したいと願い、第二詩集『存在』を発刊。この時彼は酸素マスクが離せない状態でした。

この一年後、経口摂取が不可能になり、胃瘻《いろう》を増設しました。二十一歳の春、彼から自分の詩に音をつけたコンサートができないかとの相談があり、私は、この実現には若い力が必要だと考え、娘たちが関わっていた大阪教区仏教青年会に呼びかけました。彼の詩に共感した若者たちが企画演出を申し出てくれて、音楽による詩の朗読会を開くことになりました。私は彼が「今の僕のありのままを見てもらいたい」と会場に出向きたい希望を持っていることを主治医に申し出て、許可をいただきました。

彼の希望で、なるべく地元に近い所で、ストレッチャーや器械類が持ち込め、救急時にも対

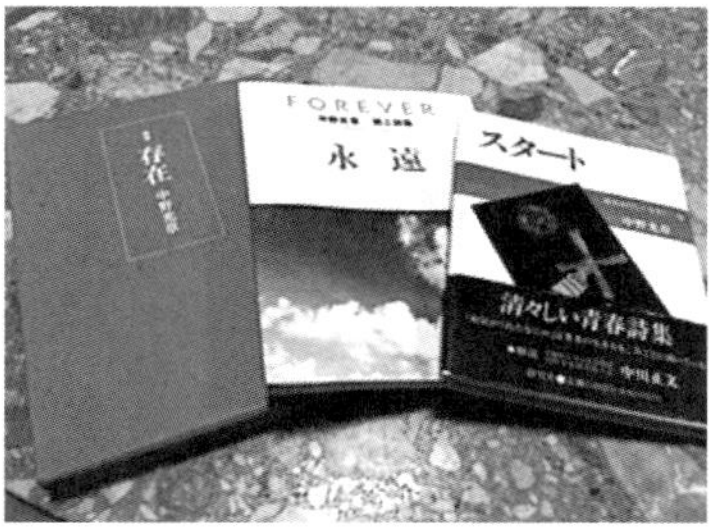

三冊の詩集

応できる駅前のホールを予約し、準備を進めていた矢先のことでした。彼の体調が急変し気管切開術をうけ、生命を維持することになったのです。彼は参加できませんでしたが、高等部の先生がビデオに撮ってベッド上から会場の皆へメッセージを届けました。

地域の人々、小中学校時代の友人、恩師など、百人を超える参加者で会場はあふれ、当日ギターをかかえて即興で演奏をしてくださる人もありました。

そして彼が二十六歳の時、自分の指で書いた作品を全部集めた第三詩集『永遠―Forever―』を発刊しました。この本のタイトルはずっと前から考えていたとのことです。元気がなくなって落ち込んでいても詩集を出す毎に、元気を取り戻し周囲を驚かせたM君でしたが、二十八歳で三冊の詩集と温かい思い出を残して逝きました。

〈在宅で看取りをする家族への関わり〉

二〇〇〇（平成十二）年に介護保険制度が導入され、日本の福祉制度の転換期を迎えました。住み慣れた自宅で、できるだけ自立して最期を迎えられるようにと、在宅サービスが用意されました。

ちょうどその頃、四世代同居のぶどう農家で、八十九歳の家長が点滴の針を勝手に抜くなどして入院を嫌がっていることを家族から聞きました。「介護と農作業を両立させるには、在宅サービスをうまく利用して、本人が望む自宅での看取りが適切であるし、時代を先取りした方法ですよ」と支援しました。

家族に負担のかかる入浴は近くの特別養護老人ホームに依頼し、いつでも訪問診療をしてくれる医師や看護師の協力も得て、家族全員が見守る仏間で最期を迎えることができました。

在宅での看取りを体験した家族の思いを聞きたいと、共同通信社より取材に来られ、介護を担った姑とお嫁さんが寺の本堂で率直な思いを語ってくれました。姑は、「もうわたし死ぬことは恐くありません。帰る家がある。旅行と同じです」。お嫁さんは「おじいちゃんはみんなにいいことをしてくれた。何十冊の本を読むより大切なことを教えてくれました」と。また、ひ孫は「大きいおじいちゃん、大事にしてもらってよかったね。お浄土でおばあちゃんに会いましたか」と手紙に書いたそうです。

介護のプロセスで得たことで、自らの死生観が鍛えられ、みんなが自分の物語をつくったと感じました。介護保険制度を、本来の目的のために動かしてゆく、潤滑油のような役割が宗教者に期待されていると感じています。

二〇〇二（平成十四）年、義母（前坊守）は卵巣腫瘍で手術を受けた後、自ら抗がん剤治療をはっきりと拒否し、在宅療養を強く希望しました。ヘルパーや近くの特別養護老人ホームでの入浴サービス、介護ベッドのレンタル、在宅酸素を用いながら、好物のお鮨を味わい、ひ孫たちと関わりながら、おだやかに八十七歳の人生を終えました。

その五年後、義父（前住職）はデイサービスから帰宅し一休みした後、夕食のため自分でベッドから起き上がり、椅子に座った状態で九十八年の人生を終えました。前年には孫の住む宮崎に飛行機で出かけ、前日には散髪もすませておりました。骨つぼに至るまで、葬儀の手はずはすべて整えられていました。

我が家の二人を在宅で看取った体験は、地域で看取りをする人への支援に大変役立っています。月参りのある地域ですので、その時を利用して状況を把握し、主たる介護者の思いを聴き、お年寄りのそばに行って手を握りながらお話を聞きます。また、地域の民生委員を一九九八（平成十）年より受けていますので、必要あれば他の機関と連携し、できるだけ家族や本人のニーズに添えるようにと考えています。

二、地域の福祉施設とのつながり

〈特別養護老人ホームとの関わり〉

地域の山の中腹に、五十床の特別養護老人ホームがあります。介護保険制度が導入されるにあたり、すでに地域の民生委員の役割を受けていた私自身が、その制度について十分理解できずにおりましたので、施設の指導員に地域のお寺で説明会を持ってほしいと依頼しました。快く引き受けていただき、介護保険についてや介護サービスについてのお話をしていただきました。一回ではよく理解できなかったので、二回の説明会を持ち、家庭でも簡単に行える、寝たままできる洗髪や足浴など介護のデモンストレーションも行いました。

これから介護を担う人がたくさん参加し、介護についての話し合いもできました。このことがきっかけとなり、施設とのつながりができました。毎週二時間のボランティアで、認知症の方のお話し相手をさせていただくことになりました。

はじめは一人でしたが、みのりの会のメンバーの協力が徐々に得られるようになりました。現在は施設のロビーでの喫茶を担当させていただけることになり、和菓子を持参したりしてコーヒーやお茶を入れてくつろぎのひとときを持っていただいております。

また、施設の第三者委員を依頼されて、苦情や事故などの問題解決にどのように対応されているかを指導員の方と記録を見ながら話し合い、必要時に助言をさせていただいております。

〈知的障害者通所施設との関わり〉

十年前に、近隣の山の中腹に知的障害者通所施設が新しく開設されました。周囲には民家もなく地域との交流がとりにくい環境にあります。

私は第三者委員の依頼を受けましたが、私自身が知的障害についての理解が不十分であることに気がつきました。施設が資金の足しに古紙や空カン回収を始めることになったので協力を申し出ました。地域の近隣の方々にもお知らせして協力をお願いしています。また、回収に来られた折には子育て支援をしているビハーラの家に立ち寄っていただき、地域のボランティアの方とお茶を飲みながらふれあう場を持つようにしています。

障害者が手作りした、さをり織り製品や竹炭製品、麦茶などの販売協力をしたり、寺院の行事や法要時の記念品としても利用しています。毎年一月の施設での成人式に招待をうけ、職員や家族とも交流を持っております。

三、地域にビハーラの広がりを求めて

「安明寺ビハーラの家」の開設

二〇〇三（平成十五）年、寺院の近くで空き家になっていた住宅を、駐車場にするため、取得することになりました。庭を整備して駐車場としましたが、その奥に築百年の古民家があり、それをリフォームして多目的に利用することになりました。

古民家に名前をつけるにあたり、私は地域の人々に「ビハーラ」という言葉を知ってほしい

と考え、「安明寺ビハーラの家」と名づけ、サンスクリット語の文字を書き添えた表札を掲げました。そして門徒総代より、ビハーラの家取得とビハーラの意味を記したお知らせを、門徒全員に配布していただきました。

畳敷の四部屋に大きな仏間を設け、ご本尊を安置しました。

浄書の会、いきいき体操、パッチワーク、手作り教室など、地域の方々が集える場となっています。

要望があれば年忌法要にも利用されていますし、寺院の定例会後にお茶の時間を過ごすなど、ホッとできる場となって親しまれています。

〈柏原市つどいの広場「親子広場ドレミファごんちゃん」の開設〉

最初は娘が出産した後、本堂で始めた子育て交流会でした。

二〇〇六（平成十八）年、柏原市のつどいの広場事業の第一号として、ゼロ歳から三歳までの親子が集える場を開いてほしいと、市の子ども課の課長さんより依頼がありました。始めるにあたり、柏原市の助成を受けての事業ですので、地区の役員や各種団体への協力をお願いする説明会を市の子ども課に依頼しました。常勤スタッフ二名と非常勤スタッフ三名、それに地域の女性会、福祉委員、みのりの会、あゆみの会の有志が、午前午後に分けて見守りボランティアとして協力いただき運営しています。愛犬「ごん」の名前を入れリズム遊びをとり入れた広場にしたいと、娘の思いから「ドレミファごんちゃん」と名づけました。

若い母親たちへ相談日を設けたいと考え、母性相談日と発達相談日を設けました。娘たちが出産のあと、乳房マッサージなどでお世話になった経験豊かな助産師さんと、発達障害者支援に活躍されている先生に、開設当時から来ていただいており、とても好評です。

無料で自由に出入りできる親子広場です。毎月「ごんちゃん通信」を配布しています。

柏原市の出前保育園や地域ボランティアの方々の力を借りて、年間約二千五百人の親子が利用されています。

四、大阪教区川北組への広がりを求めて

〈川北組連続研修会とのつながり〉

二〇〇一（平成十三）年に組《そ》（教区の構成単位）連続研修会（「連研」と略記）が再開されました。二期連研修了者よりビハーラのテーマを入れてほしいとの要請があり、組長《そちょう》（組の代表）より講師を依頼されました。研修参加者にビハーラのことを知っていただく機会になればと考え、私の体験を通して学んだことをお伝えしました。その後みのりの会より一名と、組内の坊守さんが二名、ビハーラ活動養成研修を受けられ、ビハーラ大阪の会員になられました。組連

研五期の研修では二人の坊守さんも講師になられ、自らの歩みを語られました。

五、まとめ

わが国に於いて「ビハーラ」という言葉が田宮仁先生により提唱されて、三十年余りになります。それは私が、「ビハーラ」を知って活動を続けてきた年月とも言えます。私が取り組んできたのは、

①寺院が果たす地域での役割とは何かを模索して、まず地域の子どもと関わり、いろいろな世代の人とのつながりを大切にしました。看護者として、宗教者としての持てる力を発揮しながら、周囲の人たちと連携し、その人の願いが具現化できるよう努力しました。

②地域の民生委員、福祉委員の役割を受けたことで福祉に関する情報や資料が手に入り、地域全体の福祉に関心を持ち、一人暮らしの方や高齢者とのつながりが持てました。また、必要に応じて、福祉施設や他の機関との連携も取れました。

③「ビハーラの家」と名づけた附属施設を開設し、その場を利用した活動を始めたことは、地域にビハーラ活動を広めることにつながりました。

④「ビハーラの家」が市行政の子育て支援の集いの広場となり、市の広報に毎月紹介される

ようになりました。寺院活動の一つの形として市民にアピールすることにつながりました。

これからますます高齢化が進み、独居老人や障害を持った自宅療養者が増えてきます。地域の福祉・医療施設との連携をとりながらその人らしく最期を迎えるため、寺院の役割や宗教者としての関わりがますます問われます。

一九九三（平成五）年に発刊された『ビハーラ活動』（本願寺出版社）の中で梯實圓先生が「ビハーラ活動はいわゆる布教活動とは違う。それは教えをもっていくことではなくて教えをうけたわが身を病床にある人々のもとへもっていき、少しでもお役に立とうとすることである」と述べられています。私はいつもこの言葉に支えられてきました。

今までの宗教活動で本当にいいのだろうかと自らに問い、仏弟子としての責務を果たす努力を、これからも続けていきたいと考えております。

ビハーラの基本条件とは
―思い残すことが無いということ―

宮崎　幸枝

一、コウさんの往生浄土がもたらしたこと

私が勤める病院・みやざきホスピタルで、ビハーラの会（仏法聴聞会）が始まってしばらくたった頃のお話です。

当院ナース（Y）のお義母さん、コウさん。高齢で重症肺炎にかかり、もう誰もが助からないだろうと思いました。家族はお葬式の段取りまで考えたとのことです。ところが驚いたことに回復されたのです。

その後コウ（K）さんの病室に行くと、コウさんが私（Dr.）にいつもの茨城弁で次のように言い始めました。

K「センセー、お迎えが来ないじゃったヨー」とコウさん。

Dr.「お迎えって、だれが？」と私。

K「兄弟だよ。みんな行っちまったダヨー」

Dr.「どこに？」

K「墓ん中だよー」

Dr.「お墓の中には誰もいないですよ」

K「ええ～ッ？　どこにいるだア？」と、こんなに驚くのか？と思いつつ

Dr.「お浄土じゃないの？」

K「お浄土って、極楽のことけ？」

Dr.「そう、そう、極楽浄土のことよ」そこで急にシミジミして、まさに先日死にかかった直後だったからでしょうか？、

K「あー、おらも往《い》きてーなー…どうやったら往けるだ？」と。

Dr.「阿弥陀さまという仏さまがいらしてね、必ずあなたを抱いてお浄土に救うから、安心してまかせなさいってね。阿弥陀様におまかせした人の口からはお念仏が出るんだそうですよ」

K「お念仏って、ナミヤミダブツのことけ？」

Dr.「そう、そう、ナマンダブツよ」言いやすい方が良い…と思い、言い換えてみました。

何はともあれその直前に死にかかったことは事実です。そのせいでしょうか、なんとも素直です。聞いた直後からお念仏が始まったのでした。

コウさんのお念仏が『お浄土に参れますように』と、お願いのお念仏になりそうなことはその時から予測できました。毎日お念仏されている様子が見てとれました。数日後に「ナミヤミダブツ、ナミヤミダブツ」と称えているのが見えましたので、確認したいと思い、

Dr.「コウさん、どうしてお念仏を称えているのですか」と聞いてみますと、案の定でしたが

K「極楽浄土に生まれさせてくだせー（さい）って頼んでいるダヨ」とのこと。正に絵に書いたような聞きそこない（本願他力のお念仏と異にする）だったのです。

Dr.「コウさんの口から出ているナマンダブツはね、『たすけてください、仏さま』と『お願いします』というお念仏でしょう！　でもね、阿弥陀さまっていう仏さまはね、たすけてくださる仏さまです。だからコウさんが口に称えてるナマンダブツはね、『任せよ、必ず救うよ』という阿弥陀様が声になって出ているんですって。救うのは阿弥陀さま側の受け持ち。お願いしたら救ってやろうという仏さまではなく、もうとっくにコウさんを阿弥陀さまが抱いてくださっているんだそうですよ。その救いがコウさんに届いている証拠がコウさんの声になって出ているナマンダブツなんですって」

K「ああ、ありがてーなー！」と、「ナマンダブツ、ナマンダブツ……」もうすでに常《じょう》念仏のコウさんでした。最期を当院で迎え、ご往生されたコウさんは臨終までも安心の中であったと思われます。

当院内で患者さん、職員を対象に、毎月「ビハーラの会」と称して浄土真宗の布教使さんから仏法聴聞の会を始めたのが二十四年前（当時の聴聞者数：入院患者二百三十人中四十人～六十人が会場ホールで、病棟内の同時放映のテレビモニターでも数十人）。

関東は浄土真宗の門徒が少ないうえ、当院は周囲三十キロ圏内に浄土真宗寺院が一カ寺も無いという茨城県南部です。真宗寺院のご法話の意義は、人間の一生の解決に出遇えることが伝えられることです。法話のない地域での、聴聞会「ビハーラ」は当初、抵抗を感じた職員も多かったかもしれません。しかし、職員と患者さんと私との信頼関係と、仏教の中でも親鸞聖人の他力本願の教えなら、きっと人々に届くと思いました。それは思ったよりその突破口が早かったのでした。

コウさんのお葬式（宗派は不明）も済み、遺族である当のナースＹがある当直日、病棟回診での雑談中に、

Y「センセ、どこで仏教の話を聞いてるんですか」と突然言い出したのです。どうしてそれを聞こうと思ったのでしょうか?

Dr.「築地本願寺よ」と言うと、彼女は五人の同僚ナースとともに、繰り返し築地本願寺へ聴聞に行くようになったのでした。それがきっかけのようにして、数年のうちにナースやその友人の中から早くも何故か次々と真の念仏者が誕生してきたのです。

「救われている」証拠の他力念仏を、Yも同僚のナースもあのコウさんの声で何度も聞き、コウさんがそのナマンダブツで安らいでいる姿を見、彼女等はそのご往生を皆で看取った経験があるのでした。

二、往生浄土を受け入れた病棟ナース

死期をさとった患者さんの不安や怖れの苦悩は、夜も独り、死も独り。人の死を他者が分かち合うことはできません。生死《しょうじ》の解決だけは、我々人間の思いやりという技とはほど遠い難題です。人の手に負えない死に真向きになれるのが仏法聴聞です。仏法と出遇うことなくして、自他ともに死の真の解決はないと言えるでしょう。

どうすれば患者さん本人がハッキリ言いきれない心配事（死の解決のなさ）に医師、看護師、

僧侶らが真っ向から向き合え、一致協力できるのでしょうか？　医療現場が死の解決と真向きになれないとすれば何が原因でしょうか？　どのようになれたらよいのでしょうか？

答えはもうとうの昔に出ています。仏法聴聞することです。法話は人生の意味の解決にゴールインさせようと説かれているのです。「ビハーラ」の底力が、仏さまの本願であること以上の安心はないでしょう。患者さんの最期も、今すでに大慈悲のふところの中であり、じきに明るい浄土への引っ越し時間になることは、人間同士の傾聴や慰めに費やす以上に、死は往生浄土なりと、お互いがよろこべる幸せな時間となるでしょう。

「ビハーラ」で宗教者の対応も大事ですが、何より患者さんを直接診療にあたっている医療従事者が自身のいのちの解決を聴聞することで、患者さんの真の安心と真の幸せに真っ向から貢献できると思います。目の前の患者さんの本音「死にたくない」「死んだらどうなるのか？」に答えがあるのが「ビハーラ（ご本願の救い）」の真意であると思っています。

患者さんが素直にお念仏されて救われている「今」を、患者さんと共々によろこべるとは、なんと心晴れ晴れすることでしょう。これこそビハーラが発揮する真骨頂です。「物足りなさ」が「満足と安心に変わる」最終章は、まさに人間の限界を超えた大きなお慈悲（仏）のはたきである「大医」の世界であろうと思います。

患者さんが最後まで納得いく究極の救いの共有、それを「ビハーラ」と言うのではないでしょうか。当院においては「ビハーラ」無くして真の救いは無いと、ビハーラの会を始めて十年もした頃からは、病棟ナースの間ではほぼその認識になってきたことを、彼らの言動から知るようになりました。

それは病棟ナースが患者さんが末期という病期に入ると判断し、そう思えた時、「先生、早く（お浄土があるよ……と）言ってあげてください」との催促をナースから受けることが増えてきました。

時には患者さんの部屋に診察に向かう時、廊下で、あるナースが駆け寄ってきて私の耳元に「先生、お浄土、お浄土……」としたり顔で囁かれたこともあり、思わず笑ってしまったこともありました。そのナースが医者に（早く、早く）とせかさずにはいられないというその仕草がいかにも可笑しくもあり、また患者さんを心から思いやってくれているそのお慈悲の思いやりが真に嬉しく、有難く、その姿とともにその声が耳に焼きついています。

彼女もいつの間に「お浄土のある人」になったのかな?……と、不思議にさえ思われます。

三、人間の「看取りの技法」と仏の「大慈悲」の比較

ある新聞で、「看取りの技法」という記事を見ました。その結論は、「相手の言葉を確認する

ように繰り返し、次の言葉を待つ『反復と沈黙』は相手の気持ちを受け止める技法だ。患者が穏やかな表情になれるよう、その人の生きる支えを強めること。患者に問いかけることで、気づかせ、生きる力にしてもらう」でした。

…はて、今や末期の患者さんです。その後の死への対応は？ 患者さんの気づきが残り時間に間に合うだろうか？ の疑問。「どんな時でも、患者さんから逃げずに一緒にいる。これが、看取るということなのです」といっても、死には誰一人ついてはいけません。「死にたくない」人に「救いがあるよ、心配ないよ、また会えます（倶会一処《くえいっしょ》）」という答えがない、こういった看取りの技法を虚しく思えるのです。

「倶会一処」とは、『仏説阿弥陀経』に出てくる「倶《とも》に一つの処《ところ》に会う」というご文で、同じ阿弥陀さまのお浄土でまたともに会わせていただくという意味です。阿弥陀さまは、この私を必ず浄土に往き生まれさせ、仏にさせると誓われ、その本願が今「南無阿弥陀仏」と私に届いてはたらいてくださっています。

例えば今、往くあての住所のない引っ越しをしようとしている息子がいたとしたら、見て見ないふり、気づかないふりをする親がいるでしょうか？ 引っ越し先は行き当たりばったりにはさせないでしょう。次の世界へ移住する不安を抱えた重病人がいます。周囲の関係者が徹頭徹尾その優しさで補い、不安さえ紛らすほど尽くし、そのことにとうとう患者さんが「良くしてくれて有り難う」の感謝の言葉をくださり、皆が「よかった」と満足したとしても、結局は臨終間近な人を、あて所もわからぬまま送り出すことことに疑問を感じます。ましてご法話を聞いた人達が側にいる時、世間一般の「人のする技法」とは全く異なる仏意を第一に、そのご本願の救済にまかせようとしないならば、それは親が息子を見捨てるが如く、「行方は知らずとも見送りはします」と言っているようで、いかにも無慈悲な気がしてならないのです。

医療は時に癒し、しばしば苦痛をとり、常に慰めるばかりです。人力ではこの暫定的癒しでしか関われず、患者さんの死んだらどうなるのかという不安に応えることができないことを認め、仏教の答えに素直に従うことのどこに問題があるのかと思います。

人の知恵より元来仏意に依らなければ、ごまかしのない真の安心に落居しないでしょう。いさぎよく正直に言うと、医療は初めから不可能を横目で診・看つつ行われていることは周知の通りです。診る側、診られる側が、互いの暗黙の了解の上で治せないまま、時が流れ、医者の本音を言えば本当にお役に立っているのかどうかと思うことも多いのです。治るものは治せるし、治らないものは治せない。治らないものを治すことは誰にもできない。もし治せたのであれば治る病気であったのである…と。

どんなに寄り添い、支えても、最後は「独来独去、無一随者（独り来たり独り去り、ひとりも随う者なけん）」と『仏説無量寿経（大経）』にあります。人間の限界を医療従事者自らが認めることが大事であり、大経にあるご本願（救われる世界）をはずしては、結局遺族側も、医療者側も最後は診て見ないふりをしてしまうことになるのではありますまいか。最期に至って自身のいのちと向き合えたベストチャンス、またラストチャンスと思える貴重な時間が到来しているのに、実にもったいないことと思っております。

四、当院の理念と大慈悲の救い

当院が「目の前の患者さまのいのちを自分のいのちのように大切に思う」という理念に至った過程は、患者さんの心身の痛み、悲観や絶望をあきらめず救いたい思いが源でした。目の前の方が私だったら、「どうか永遠の救いを言ってほしい、教えてほしい」と思うだろうと…。痛み、その一番は死の究極の怖れや絶望との痛みでありましょう。痛みへの強い共感に親が子の痛みを「痛かろう」と思うのに対して、患者さんにはこの痛み（小慈小悲）さえも薄く、後ろめたく感じます。一方、一切の衆生の悲しみ、痛みを「痛かろう」ではなく「痛い」と目の前の者になりきってくださって痛まれる仏さまのお慈悲を、「大慈大悲」と言うのです。「目の前の患者さんのいのちを自分のいのちのように思う」という理念は阿弥陀仏の本願のことであり、当院ではこの仏さまの大慈悲心をかかげよう。医者自身が「決して診て見ぬふりにしない」と患者さんの願いの底までも潜り込んで行ったら、仏法が患者さんに大慈大悲の仏さまがいると言ってあげる応え方を、具体的に教えてくれたのでした。

患者さんと職員には、「ビハーラの会」で布教使さんから「本願」が誰にでも公平に届けられている法話を聞いてもらい、「安心できて良かったなー」という平生業成《へいぜいごうじょう》の境地をみんなによろこんでもらおう、できるだろうか、と思いつつ始めたのが、前述の仏法聴聞の「ビハーラの会」です。前述の体験談はビハーラが醸し出した病棟の様子です。

ちなみに当院にはビハーラ病棟（ホスピス）はありません。二百三十床の精神科病院（入院患者二十代~七十代）。デイケアや自立訓練施設、地域活動支援センターからも元気な若者達、一般内科外来の患者さんなども、毎月の「ビハーラの会」で仏法を聴聞されています。

五、永遠ということ

私は仏法に遇うまでは、無始無終のいのちの私を知らず、仏法を聞かなければ、永劫《ようごう》無量も私とは関係ないことだったのです。お釈迦さま、七高僧さま、親鸞さま、蓮如さまを聞かなければ何一つ知らなかった私です。

ビハーラとは、ビハーラの世界に摂取され、もう「大丈夫」という永遠の「安心」に遇うことです。死にぎわの善し悪しも、今の生き方の善し悪しも問われない。それだから大問題（煩悩まみれのわが身）の今、あるがままで、今既に分け隔てなく平等に浄土往生間違いないこと

（平生業成）が、お念仏となって届いているというのです。ゆえに、一刻を争うような土壇場で初めて聞こえた本願のはたらきの中に既にいたことが聞けたところが、たすかるところ。「聞くよりさきのおたすけよ」と言われるように「間に合っていた」のです。聞こえた証拠が称名念仏。「これすなはちわれらが往生の定まりたる証拠なり」（蓮如上人『御文章』四帖目八通）と、「お互いにお浄土があって良かったね」と言い合える場に変わるのです。平等に一味の醍醐味（平生業成）の中の医療。これこそが阿弥陀仏に頭が下がったお互いが、最も安心でうれしい世界「ビハーラの世界」（安住の場所）であろうと思います。

この絶対他力の「本願」のご法義を我々は容易に聞くことができ、この「本願に順ずる」ことこそ本願寺派の「ビハーラ」の果たす必要十分条件であると言い切らねばならないのではないかと思います。心から、真宗のご法義に遇えて良かった、これしか無いね、と言い交わしよろこびあいたいです。

虚しくない死とは「往生めでたし」、「倶会一処」（『仏説阿弥陀経』）。「倶《とも》に一つの処に会う」とは、阿弥陀さまのお浄土でともに会うことです。

六、昨年の夏の病棟にて

患者Sさん。腹部エコー検査で小さな肝がんが見つかった当時から、彼は頑として手術を拒絶、とうとう当院で終末期を迎えました。お母さんが毎日スイカを持参されていました。私は「Sさん、ビハーラの会で聞きましたよね。阿弥陀さまは、必ず救って極楽浄土の仏さまにさせるという仏さまでしたね。ですから、もし私が先に死んだらお浄土でSさんが来るのを待っていますよ。もしSさんが先だったらお浄土で待っていてね。私は後から必ずお浄土に参りますから、お浄土で会いましょうね」と話しました。それを聞いたお母さん、初めは医者が慰めに適当なことを言っていると思ってか、ニヤッと笑って聞かれました。ところが二度、三度目からは、何故か笑うどころか明らかに聞きぶりに変化があらわれたのです。

ある日、外来患者さんが私の内科診察中に、「駅から病院までの送迎バス内である患者さんのお母さんが、〝うちの息子は肝臓がんでもう末期です。でもあの子の往く先はお浄土でね、だからそれが大丈夫なんで、私はそれがうれしいです〟って言うんで、ここにはすごい人がいるんですね」と言うのでした。私は驚きました。あのお母さんにいつの間にお浄土があることが届いていたのか…。私は胸の内からホカホカとよろこびが湧いて出たのでした。後にこのお母さんが、「うちのお寺の住職に先生から聞いたお浄土の話をしたら、幸枝先生のことは以前から知っていると言ってましたよ」と、また驚かされました。今思えば、息子の往くお浄土は、いつの日にか、お母さんにとってもお浄土があることに落居したのでしょう。その安心はいかばかりだったでしょう。思い切ってお母さんの面会時にもお伝えしたことで、親子に阿弥陀さまのご法義が伝わって、それが届いた途端に、住職や送迎バスで初めて会った通院患者さんにまでも、手放しで阿弥陀さまのお浄土の話がこぼれ出てしまったらしいのです。本願の功徳が身に届いた途端、自ずと溢れ出るということを見せていただき、実に有難い経験でした。

病院では、お寺以上にご本願が届きやすいように思えてきました。阿弥陀さまに抱《いだ》いていただいていることを知って初めて「ナマンダブツ、たすかったー！　人間に生まれてきて良かったとはこのことだったんですね」とホッとする。お別れの言葉は「私が死んだらお浄土に生まれたとよろこんでね。お浄土に皆も後からゆっくりきてね、待ってるよ。今までありがとう、しばしのお別れですね」と。

「ビハーラ」とは人生の解決の決着点。その中身がご本願であれば、阿弥陀仏の他力ですから間違いなく「一味」です。従って患者さん、遺族、医療従事者が微塵も違わぬ共通で本物の「一味」の幸せを共有でき、「あー良かった」と当人は元より、皆も安堵するのです。

七、ビハーラの基本条件　～まず我が身の往生の解決如何～

往生を不定《ふじょう》におぼしめさんひとは、まづわが身の往生をおぼしめして、御念仏候ふべし。わが身の往生一定《いちじょう》とおぼしめさんひとは、仏の御恩をおぼしめさんに、御報恩のために、御念仏こころにいれて申して、世のなか安穏なれ、仏法ひろまれとおぼしめすべしとぞ、おぼえ候ふ。よくよく御案候ふべし。このほかは、別の御はからひあるべしとはおぼえず候ふ。(1)

まず先にわが身の安心《あんじん》（信心）が先決です。

本願力にあひぬれば
むなしくすぐるひとぞなき
功徳の宝海みちみちて
煩悩の濁水《じょくすい》へだてなし(2)

安心とは、たとえるならばお念仏で地下水とつながっていて、枯れることがない井戸水が供給され、行き詰まる（水が涸れる）ことがありません。迷うこと（水の質が変わること）もない。水は溢れ、漏れ、周囲に滲みて出たのがビハーラでしょう。「ねばならない」でなく、ただ「そうなっている」ばかり。各地のビハーラの会で、迷いと行き詰まりに悩む会員の声を数度、聞いたことがあります。その都度、「他人のお世話より、まずは聴聞を主にし、信心が一番」とお勧めしたことです。「ビハーラ」イコール信心の湧き水に他なりません。押さえようとしても出る。因幡の源左同行の言行や、温泉津《ゆのつ》の浅原才市《さいち》同行の口あい（詩歌）の如くでしょうか。

八、ビックリ！　ハーバードの宗教的医療

「西本願寺医師の会」が発足し、そこで大変興味深い話を聞きました。

ハーバード大学出身医師の勤務する病院の一つ、ベス・イスラエル病院（世界で最初に体内式ペースメーカーが植え込まれた病院としても有名）での体験談です。中村保幸医師は心臓病学専門医の資格取得のため留学されました。医師はポケベルを持たされます。循環器にありがちの、「瀕死患者が出た！」という暗号の〝モード・ブルー〟が鳴り、病室に中村医師が駆けつけた時、上司医師が何一つ処置もせずカルテの宗教欄「R」（ローマ・カトリック）を確認すると、いきなり患者さんに向かって、「You are dying（貴方は死につつあります）」と言いました。驚いたのは中村先生。言われた患者が泣き、周りの家族も泣きました。しかしさらなる驚き…、それは泣いている意味。彼等は互いによろこんで泣いたというのです。

「おお、いよいよ神の国へ参る時が来た！」という歓喜。こんな光景が日本人にあるでしょうか？「You are dying」と、何ら躊躇がなく言えるのは、おそらくこの医師自らも神を信じ、当たり前のこととして、死の宣言は「いよいよ天国へ往くのです」という、良い知らせなのか

もしれないのです。これがＣＣＵ（Coronary Care Unit：冠疾患集中治療室）の常であるというのです。天国に参るのに心臓マッサージはいらない。まだ意識のある患者に「死につつあり、天国に生まれつつある」と、天国への門出をもって医療が完結、終了の宣言でもあります。患者もそれを取り巻く家族も、もう病苦からの解放、天国への旅立ちの時だと泣いて喜ぶ忘れられない光景を語ってくださいました。

さて、この米国医者の本音の行いはビハーラの手本と言っても良いと思います。

鴨下重彦東大名誉教授（一九三三〜二〇一一）が学生時代に矢内原忠雄東大総長（一八九三〜一九六一）の「医学に望むもの」という講演を聞かれたといいます。その中の「医者は坊主でもあれ」との言葉が、鴨下先生の後の半生を支配することになったとのことです（ドクターズマガジン「医者は聖職者でもある」）。

死期間近の患者と向き合う医師自身が、僧侶の如く生死《しょうじ》の意味に明るい者であってほしい。医師自身の死生観に来世へ続く道があるのかどうかで、患者への対応が変わるにちがいないのです。今、改めて「医者は坊主以上に坊主でもあれ」と言いたくなります。これこそ意味と働きが理想的であるビハーラだと思うからです。

皆様は最期の医療を較べ、どちらがよりうれしいと思われるでしょうか。当時日本の医師は、もう無理と解っていても心臓マッサージをし、回復不能な心停止になってやっと家族を呼ぶという手順だったのです（現在もそういう病院があるかもしれません）。米国は日本と違って国が宗教を土台にしています。世界にはチャプレン制度があり、この例は牧師が呼ばれる前の医療の範囲に既に宗教があった話のようです。

この話を聞いた時、私の隣席の佐々木恵精先生（浄土真宗本願寺派総合研究所長：当時）が、「You are going to the Pure Land（あなたは浄土に往きつつある）」と口ずさまれ、私も同感し「そうですね」と笑って答えました。

日本では「死は往生浄土だ」と言える医師がどれほどいるでしょうか。むしろ「死は往生浄土だ」と言うことは悪いこと、いけないことだと思っている医師が、否、ビハーラ会員や僧侶でさえも…。わかり切った結末がくるのに最終的救いの準備（言葉）がなければ、どれほど親切な病院、施設といえども、お浄土の安心とはかけ離れた寂しい、一般に言うところの「ご不幸があった」という結末になると思います。

当院では、職員も次第にお浄土の無いお別れは虚しいという方向に進化しつつあります。人間の側には「絶対に安心ということ」はありません。仏教が「仏の智慧慈悲の揺るぎない安心」を、高僧方や妙好人の境涯を通して証明し続けてきました。二千五百年間も。しかし現代人も、日本の医療界もただ単に「科学ではない」と排除して、人生どう納得の終止符を打てるでしょうか。

今後も腑に落ちないスッキリしない思いで最期を送り、送られることが続くのでしょうか。

九、真の幸せとは仏教的生命観に遇うこと

人生の解決、他力の極大の安心に出遇わせていただいたのが、一九九二（平成四）年でした。するとなぜかしら患者や職員の「生死《しょうじ》の解決」がないのが気にかかりはじめ、そうだ、ビハーラの会と称して仏法を院内で聴聞しようと、当時東京ビハーラの会の西原祐治会長の紹介で毎月、年間十二人の浄土真宗の布教使さんが、有難いことに出講くださり、一九九三（平成五）年一月に「ビハーラの会」と、同年六月には病院誌「ようこそ」の発行を開始しました。「ようこそ」では仏法を踏まえた文、人間の真の幸せとは何かを書き続けました。これを嫌う職員もおりましたが、ビハーラを聴聞すると、微妙に変わりはじめました。真宗のお説教を聞いた看護実習生やその指導教官の感想文では、若者らしい感性で驚きとともに「そうだったのかと、仏教と医療が切り離せないこと、いのちへの考え方が変わった」と仏教的生命観に感動。職員がその素直さを褒めています。職員、患者、学生、いずれも他宗派ばかりの地域です。しかし聞く中身は浄土真宗の本願他力の話です。実は仏法によるこの生死の解決を人は潜在的に求めているのだろうと思います。

なぜなら、人は自分も死ぬことを三歳で知って、以来それは嫌だと思い続けている生き物の

ようです。実例をあげれば、小児がん病棟では、子ども達が三歳を過ぎると、父や母に「ぼく死んだらどうなるの」「わたし死んでどこ行くの」と聞き始めることを、がん病棟の多くの経験の中から、聖路加病院細谷亮太先生が話されました（日本小児科学会総会）。三歳でも一番知りたいのは死の意味です。しかし多くは生涯その疑問と対峙しません。最期に初めて「私、一人」（独り）の自覚とともに「私は一体どうなるのだ?」と困惑、落胆してしまうのです。私の外来患者さんの多くが、晩年になると「今となってはもう間に合いませんが、私は何のために生きてきたのかと思っています」と。死が射程距離に入ってくると、外来診察室というプライバシーの守られた個室では、本音で「私にはお墓はあるんですがね」とか、「私、死なないで済みますでしょうか」「まだお迎えが来ません」「もう死んでも良いと思ってます」「検査結果もどこか悪くなくちゃ死ねないよ」等々。診察室では「死」周辺の会話が日常茶飯事です。「○○さん、死んだらまっ暗闇に落ち込むようなのが、死と思っていませんか?」と聞くと、患者さんは皆さま、「そうだ」とはにかみながら淋しそうにうなずかれます。

「阿弥陀さまという仏さまが必ず救ってくださるという仏教の教え。この一生はお浄土の仏さまになるための人生だよと。これがお釈迦さまの教えです。それがあなたに届いている証拠が南無阿弥陀仏と口に出るお念仏」。この時患者さんは何故か素直で、顔がパッと輝きます。診察室で「南無阿弥陀仏」と練習し、次に来院時の笑顔は見違えるばかり。

「センセ、お念仏してるよ」

「友達にも話して聞かせたらみんな、まー、よかった、ありがとうとよろんだダヨー」などと言われます。驚くのは、お念仏が始まった途端にもうご本願が身から溢れ、漏れ出して他者に話していました。生死のこだわりに用事がない人生が誕生したようです。

安心が宿り、安心とは不思議なもので、大きなエネルギーの源のようで、聞いた患者さんの顔が明るく輝き、心が元気になられるのです。


決定《けつじょう》して深く、自身は現にこれ罪悪生死《ざいあくしょうじ》の凡夫《ぼんぶ》、曠劫《こうごう》よりこのかたつねに没《もっ》しつねに流転して、出離の縁あることなしと信ず(3)

「この度の人界で出離のご縁に遇えて、めでたくこの生死の縁尽きて仏に成らせていただけます」この信心は念仏者という「人」を通して自ずから伝わるので、ビハーラでは念仏者がいるかどうかを重視しなければなりません。

念仏者というビハーラ会員を多く世に送り出すことは、念仏者の僧侶のお仕事。多くの念仏者の僧侶の働きが本物のビハーラの発展には欠かせません。これがビハーラが見かけ倒しに終わらないための「ビハーラ入門」の結論であると思っています。ビハーラとは死と真向きでいて「本当によかった」と霧が晴れる世界。独り居て独り慶べる世界（平生業成）。

思い残すことがない、悔いの残らない往生浄土のお念仏の白道《びゃくどう》、これを真の幸せ、真の安心、真のビハーラと、ただそれだけであります。

南無阿弥陀仏

【引用文献】

（1）『親鸞聖人御消息』、『浄土真宗聖典（註釈版）』本願寺出版社、七八四頁
（2）『高僧和讃』一三、天親讃、『浄土真宗聖典（註釈版）』本願寺出版社、五八〇頁
（3）善導大師『観経疏』「散善義」、『浄土真宗聖典七祖篇（註釈版）』本願寺出版社、四五七頁

ビハーラ活動における癒しの技法としての音楽の役割

安本　義正

一、ビハーラ活動における音楽の可能性

現代社会のようなストレス社会では、心身の病気を抱えている人も多くおられます。日々心豊かに過ごしていくために、ＱＯＬ（生活の質・いのちの質）の向上を目指して、生き生きとした心豊かな人生を送れるようにしたいものです。

健康を害する原因の一つであるストレスを軽減し、心身を癒すためには様々な方法がありますす。ここでは、その方法を「癒しの技法」と呼ぶことにします。癒しの技法とは、「様々な原因による心の苦しみ・悲しみ・不安等を和らげたり落ちつかせたり、心身の緊張をゆるめ、くつろいだ心穏やかな状態にする方法」と言うことができます。その方法は多種多様で、たとえば、森林浴、マッサージ、気功、体操、ヨーガ……など様々です。また、療法（セラピー）と名のつくものも多くあります。療法とは「その人の病気や心身の症状に応じて、薬剤を用いず、また、手術することなく、他の方法を用いることにより、心身に働きかけることによって、その人自身がすでに持っている自然治癒力によって心身の状態を改善する方法」と言うことがで

きます。よく知られているものとして、心理療法、理学療法、作業療法、指圧療法、園芸療法、アロマセラピー、アニマルセラピー、カラーセラピー、アートセラピー……などがあります。

一方、音や音楽（以下、音を含めて音楽と称する）は日常生活の中に充満しています。目覚めから寝るまで音楽のない生活は考えられません。日常的に音楽で癒やされるということは誰しも経験していることではないでしょうか。

現在、医療・福祉分野において音楽の積極的な活用がなされるようになり、[(1)(2)] さらには音楽の効果に関する研究も盛んになされています。さらには、病院や福祉施設等におけるビハーラ活動に、音楽を積極的に取り入れるところも増えてきたように思われます。入院・入所されている方々や家族の心身の癒しの技法としての音楽の可能性は、一段と大きくなっていると思います。

ここでは、病院や福祉施設等におけるビハーラ活動に音楽を積極的に取り入れることによって、入院・入所している対象者や家族が、穏やかに人生を振り返って、様々な仏教的「気づき」を得て、これまでの人生を肯定することによって、それがＱＯＬの向上に繋がるという視点で考えてみたいと思います。

二、音楽による癒しの技法

そもそも、音楽は洋の東西を問わず、宗教と密接な関係の中で発展してきました。旧約聖書

（新改訳）サムエル記Ⅰには、「神からの悪い霊がサウルに臨むたびに、ダビデは立琴を手に取って、ひき、サウルは元気を回復して、良くなり、悪い霊は彼から離れた」と記されています[3]。また、仏教に関する書物（仏教経典等）の中でも、音楽表現や音楽描写が数多くあります。古いものとしては、『聖徳太子傳暦巻上・下』の巻下の中に、「供養三寶用諸蕃楽（三宝を供養するためには諸々の蕃楽を用いよ[4]）」とあります。飛鳥時代に、聖徳太子は仏教重視の政策とともに、外来の伎楽《ぎがく》や唐楽を奨励しました。以来、音楽は形を変えながら、現在に至まで、多くの仏教讃歌が作られています。それほど、音楽は仏教と深い関係があります。

さて、私たちは誰しも音楽によって心身が癒される経験があります。その音楽を専門的に心身の癒しに活用する方法として「音楽療法」があります。現在、日本音楽療法学会が認定する資格として「音楽療法士」があり、現在二千名以上の認定音楽療法士が活躍しています。日本音楽療法学会では、「音楽のもつ生理的、心理的、社会的働きを用いて、心身の障害の回復、機能の維持改善、生活の質の向上、行動の変容などに向けて、音楽を意図的、計画的に使用すること」と、音楽療法を定義しています。

日本音楽療法学会が認定する音楽療法士の他、全国の二十数校の大学・短期大学・専門学校の音楽療法士養成校でも音楽療法士の資格が認定されています。また、子どもを対象とする資格として、「こども音楽療育士」「保育音楽療育士」が一般財団法人全国大学実務教育協会により認定されています。

音楽療法には、音楽を聴くという行為によって、音楽を感覚刺激として活用する「音楽鑑賞を中心とする音楽療法」と、音楽を演奏する行為等、音楽を自己表現の手段として活用する「音楽演奏を中心とした音楽療法」があります。「音楽鑑賞を中心とした音楽療法」は、音楽の持っている、人を楽しませたり、慰めたり、励ましたり、感動させたり、気分を落ち着かせたりする働き等、音楽の持っている、心理的・生理的・社会的作用を利用するものです。「音楽演奏を中心とした音楽療法」は、対象者が歌ったり、曲に合わせて手足を動かし、手足をしなやかにしたり身体をほぐしたり、さらには、簡単な楽器等を演奏したりするなど、直接音楽を実現する行為を活用するものです。

前述のように、「音楽療法」及び「音楽療育」は、ある専門的な知識や技術が要求され資格化されていますが、ビハーラ実践活動を行うために必要な様々な知識や実技を修得すれば、音楽演奏等の専門家でなくても、誰でも音楽を活用し、活動を実践することができます。特別養護老人ホーム等の高齢者施設や病院などのレクリエーションの時間に、季節にあった曲を活用（CDやテープなどを使って）して、曲に合わせて手遊び、手足のストレッチやリズム練習を行ったり、参加者全員で昔懐かしい歌（唱歌・童謡・歌謡曲）を歌ったり、簡単なリズム楽器（民族楽器など）を用いて合奏するなどによって、楽しい時間をみんなで共有し、気分を穏やかにすることで、今生きているということを実感できるようにします。かけがえのない「いのち」を大切にするという仏教の教えの原点に立って、ＱＯＬの向上に向けて、苦しみや悲しみに寄り添い、精神的苦痛を取り除き、安心が得られるように支援するビハーラ活動において、音楽の果たす役割は大きいと考えます。

三、音楽による癒しの技法の効果

音楽には生理的・心理的・社会的な働きがあります。その音楽の働きを活用した癒しの技法の効果について考える上で、基本的に「会話する」「音楽を聴く」「歌を歌う」「手足を動かす」という四つの視点を取り上げて、音楽の効果について簡単に述べておきます。ここで言う「音楽」については、前述のように、広義に解釈して、自然の音や人工の音、さらには人の話し声も含めて音楽とします。

まず、「会話する」ですが、私たちはおしゃべりしたり、それに伴って笑ったりしますが、人それぞれ、話し方や話す速さ、声の高さ、声の大きさ(強さ)、抑揚、声色など、人それぞれに個性があり、それが音楽と同じような働きを持っています。おしゃべりする時には、しない時に比べて、呼吸量が多くなります。安静にしているときの呼吸量はせいぜい一〇〇～二〇〇ccぐらいです。一生懸命におしゃべりしている時は三〇〇～五〇〇ccの呼吸量になります。そのことで、①肺の機能の強化、②免疫力の増加、③血流の増加及び脳の活性化、④内臓の強化、⑤ストレスの発散、に繋がります。

次に「音楽を聴く」では、音楽の三要素「メロディ」「リズム」「ハーモニー」と音の三要素「高さ」「大きさ（強さ）」「音色」によって特徴づけられるように、様々な音楽（音）を聴くことで、副交感神経を優位に働かせ、自律神経系のバランスが良くなるなどして、①血圧の降下、②ホルモン分泌の変化やリラックス、③気分の正常化や落ち着き、④失われていた意識や感情の誘発、といった効果があります。

「歌を歌う」では、唱歌・童謡や歌謡曲など昔懐かしい歌や好きな歌を歌うためには、多量の空気を吸う必要があります。人によって異なりますが、歌うときには腹式呼吸では軽く一〇〇〇～二〇〇〇cc（一～二リットル）程度の空気の出入りがあります。それによって、①肺の機能の強化、②免疫力の増加、③血流の増加及び脳の活性化、④腹筋の使用による内臓が強化、⑤ストレスの発散、といった効果が期待されます。

最後に「手足を動かす」では、音楽に合わせて、仲間と一緒に手足など身体を動かすことによって、身体機能の強化や安心感・協調性など、心理的・社会的効果も含め、①手足のしなやかさ、②身体のほぐし（ストレッチ）、③血流の増加及び脳の活性化、④リズム感の養成、⑤身体機能の維持・強化、といった効果が期待されます。

四、音楽による癒しの技法の対象者

音楽による癒しの技法の対象者は、①現在健康に生活している方、②まだ認知症ではない方、③すでに認知症の方、④知的障がいのある方、⑤精神的障がいのある方、⑥身体的障がいのある方、⑦末期患者の方、のように、健康な方から心身の病気や障がいのある方まで、すべての方々が対象となります。

対象者によって、音楽による癒しの技法として取り入れる項目・内容や実践する時間は、より良い効果等を考えて決めていきます。音楽による癒しの技法として取り入れる項目・内容としては、身体ほぐし、呼吸法、発声練習、リズム練習、歌う、合奏（即興も含む）、音楽鑑賞、等があります。それらの組み合わせや実施時間等は、対象者によって異なってきます。次に詳細に述べます。

五、音楽による癒しの技法の基本的な項目・内容・目的（効果）

活動を行う場合、対象者に如何に寄り添うかという視点を常に念頭に置くことが大切です。音楽活動を通して、みんなと一緒に楽しく時を過ごし、「今日は楽しかった」「みんなと一緒で安心でき、気持ちが落ち着いた」「昔の楽しく充実した頃を思い出した」「また参加したい」などといった気持ちになることで、自分は一人ではないという安心感がわき、これまでの自分の人生を肯定できるようになることのお手伝いをする、ビハーラ活動の意義を忘れてはなりません。

さて、音楽による癒しの技法を実践する場合のプログラムに取り入れる基本的な項目・内容及び目的・効果などを**表1**に示しました。六十分から九十分の実践時間を基本にしていますが、表の全項目を行う必要はなく、対象者によって、必要な項目を適当に選んだり、順番を替えたりします。実施時間等配分もその時の状況によって臨機応変に対応します。現在健康に生活している方、まだ認知症ではない方の場合は六十分から九十分、認知症の方や知的障がいのある方などは三十分から六十分、というように、対象者によって活動時間も状況に応じて決めていきます。各項目で使用する曲は、出来るだけ季節に合った曲を選び、季節を感じてもらうのも良いかと思います。全体的に、懐かしい「唱歌・童謡・歌謡曲」は高齢者には好まれます。

各項目・内容についての目的・効果については、**表1**に述べていますので、参照ください。

表1に基づき、各項目と内容について、実践例をもとに説明します。日本国内で行われている音楽活動は高齢者対象が多いと思いますので、そのことも念頭に考えてみます。実践する前は、施設のスタッフに参加者の心身の状態について、前もって尋ねておくと良いでしょう。

表1　音楽による癒しの技法の基本的な項目・内容及び目的・効果（60～90分間）

時間	項目	内容	目的・効果
10分～15分	移動・着席	BGM（曲を流して待つ） 参加者一人ひとりに声かけをする	緊張感の緩和（リラックス）を図る 始まりに向けて気分を整える
	導入・挨拶	季節や行事の話を交えて挨拶する 簡単にプログラムの内容を説明する	始まりを意識してもらう 現実の認識を促す（見当識） 集中力を高める 参加者同士の親近感を深める 期待感や安心感を持ってもらう
15分～20分	身体ほぐし	音楽に合わせて、簡単な動作で身体をほぐしていく	手、指、腕を動かし身体をほぐし、心身をリラックスさせる 感覚刺激により脳の活性化を図る
	呼吸法	音楽に合わせて、〈吐く・吸う〉を繰り返す	呼吸を整え、充分な酸素を取り入れ、肺の機能を高める 副交感神経を亢進させる
	発声練習	音楽に合わせて、言葉を使うなどして、口を大きく開けて、大きな声で発声する	言葉を明瞭に発音出来るようにする 肺の機能を高める 発声により脳の活性化を図る
10分～15分	音楽鑑賞	季節に関連する曲や心が落ち着くような曲を演奏して聴いてもらう	穏やかな曲の音楽鑑賞によって、副交感神経を亢進させることで、心を穏やかにさせる
20分～35分	リズム練習 歌う 合奏	3拍子や4拍子などいろんな拍子の曲を用いて、リズムの取り方の練習を行う 簡単な楽器（リズム楽器等） 昔なじみの歌（唱歌・童謡・演歌）などを歌う 新しい歌にも挑戦する リクエスト曲を歌う 懐かしい曲、季節感のある曲、新しい曲などをいろんな楽器を用いて演奏する	いろんな拍子でリズム感を養う リズム感を養うことで、転倒防止にも繋がる 集中力と注意力を高める 記憶を呼び戻す（回想法） 深い呼吸によって肺の機能を高める 歌うことで脳を活性化を図る 参加者全員でその場の雰囲気を味わう 自己表現力を培いリズム感を養う 手足を動かすことで身体機能を高める 満足感や達成感を味わう
5分	終了（クールダウン）挨拶	穏やかなテンポの曲に合わせて、呼吸を整える 次回のリクエスト曲を尋ねる	終わりを認識する 呼吸を整えてクールダウンする 共に時間を過ごした仲間意識を感じ、達成感を味わう

（1）移動・着席（全員が集まり着席するまでの間にすること）

季節にあった曲、たとえば、春「春の小川」、夏「我は海の子」、秋「赤とんぼ」、冬「クリスマスソング」などのように、季節に応じた曲を流して、全員が揃うまで、早く席についている人が退屈しないようにします。参加者に身体の状態を尋ねたりするなど、一人ひとりに声かけをします。その場合、高齢者の聴力は低下していることが多いので、大きな声でゆっくりと話すことが重要です。しかし、あまり間を空け過ぎてもいけません。とくに、認知症の方の場合、間を空けすぎると、先の言葉を忘れてしまい理解できないことがあります。

また、対象者が車いすに乗っている場合は、中腰になるか、膝を床に付けるなどして、目線を合わせて（アイコンタクト）語りかけることが大切です。

ピアノ等の楽器が演奏できる人は生演奏で行うのも良いです。二人で担当する場合は、一人が演奏し、一人がお話するなど役割分担をします。

（2）導入・挨拶（全員が揃った段階で始まりの挨拶をする）

全員が揃った段階で、季節に合ったお話（正月、節句、七夕、お盆、お彼岸など）をしながら、当日のプログラムの内容などを話しつつ、参加者の心身の状態によって、当日のプログラムの内容を臨機応変に変えたりします。

（3）身体ほぐし（手足や体のストレッチを行う）

手、指、手首、腕、肩、首などを音楽のリズムに合わせて動かします。簡単なグーパー運動なども楽しく行えるでしょう。使用する曲は、童謡でも唱歌でも歌謡曲でも良いですが、出来るだけ知っている曲が良いと思います。

（4）呼吸法（「吐く・吸う」を繰り返し行う）

音楽に合わせて、「吐く・吸う」を繰り返しますが、吸うより吐く方を長くします。使用する音楽はゆっくりしたものが良いでしょう。楽器を使用する場合は、ピアノより音を長く伸ばせる電子オルガンの方が「吐く・吸う」がやりやすいかと思います。もちろん前もって録音したテープを使用しても結構です。

（5）発声練習（音楽に合わせて声を出す）

例えば、五十音で「あ～い～う～え～お～」と出来るだけ口を大きく開けて、大きな声を出すようにします。次に行う、「さ行」とか「ま行」を参加者に答えてもらうのも、脳の活性化には良いと思います。

(6) リズム練習(音楽に合わせて身体を動かす)

四拍子、三拍子、二拍子などの曲を選んで、そのリズムに合わせて身体を動かします。グー・チョキ・パーの動きも取り入れると良いでしょう。

(7) 歌う(懐かしい歌などを一緒に歌う)

高齢者にとって昔なじみの懐かしい唱歌・童謡・歌謡曲など使用します。基本的にはどのような歌でも構いませんが、高齢者の方に好まれる歌として、例えば、春が来た、春の小川、夕やけこやけ、赤とんぼ、もみじ、ふじの山、故郷《ふるさと》、四季の歌、かあさんの歌、里の秋、浜辺の歌、上を向いて歩こう、幸せなら手をたたこう、精霊流し、青い山脈、浜千鳥、荒城の月、リンゴの歌、瀬戸の花嫁、北国の春、川の流れのように、千の風になって、などがあります。また、時には新しい歌に挑戦するのも脳への刺激になり、脳の活性化に繋がります。季節に応じて選曲すれば良いでしょう。

歌う場合に気をつけたいのはキー(音の高さ)です。高齢者になると声が出にくくなります。とくに高音が出にくくなりますので、キーを変えられる機材がある場合には、キーを適当に下げるようにした方が良いでしょう。

（8）合奏（いろんな楽器を用いて合奏する。即興を含む）

昔懐かしい曲や季節感のある曲を、いろんな楽器を使って演奏します。楽器は市販の簡単なリズム楽器（タンバリン、鈴、カスタネットなど）や、ヨーグルトなどの容器に米や小豆などを入れて作った手作りのリズム楽器、あるいは、日本以外で作られたカエルのギロなどの小物の民族楽器も良いでしょう。また、あえて楽器を使わなくても、音楽なしでも、即興的に手だけでも表現できます。例えば、雨のシーズン（梅雨）に、雨を表現する場合、降り始めはゆっくりとパラパラ、強くなってきたときは速く強くパチパチパチと叩く等のようにすれば、結構いろんな降り方を表現することができます。結構楽しめます。

（9）項目：音楽鑑賞（季節に合った曲を流す）

プログラムの始めの段階に入れるか、途中あるいは終わりに入れるかどうかは、プログラムに音楽鑑賞を入れるかどうかも含めて自由に計画すれば良いでしょう。時間は、他の項目との関係で決めれば良いと思います。音楽観賞では、予算が許せば、時にはプロにお願いするのも喜ばれると思います。

（10）項目：終了（クールダウン）

息を整え、気持ちを落ち着かせ、終わりを認識してもらいます。最後に、次回に歌ったりするリクエスト曲を尋ねるのも喜ばれます。また参加したいという気持ちを持ってもらうことが大切です。

以上、高齢者に対して行われる音楽による癒しの技法の基本的な項目・内容及び目的・効果について説明しましたが、使用する音楽として、とくに定番にしておくと良いのは、「故郷」という曲です。高齢者にとっては、昔懐かしい歌であると同時に、故郷を思い出すことで、記憶を呼び戻し、より一層の音楽の効果をもたらします。あまり多くの曲を用いるよりは、「故郷」の曲を、話題づくりに用いたり、一緒に歌ったり、リズム練習に用いたり、身体ほぐしに用いたり、合奏に用いたりすることで、回想法的な効果も期待されます。昔の楽しい良き頃を思い出すことで、人生の肯定感に繋がると思います。プログラム全体では、ゆっくりした気分で始まり、だんだんと気持ちを高めていき、途中休憩を取り、又次第に気分を高めて、最後はゆっくりと気分を鎮める（クールダウン）よう心がければ良いでしょう。

六、まとめ

音楽は仏教と深い関係があることからも、仏教精神に基づくビハーラ活動にとって、対象者に「寄り添う」という視点で音楽を積極的に取り入れることは大きな意義があります。音楽を積極的に取り入れることによって、共感の場が提供され、心の安定に繋がります。また、末期患者の方にとっても、音楽活動を通して、自身のこれまでの人生の肯定に繋がって、心豊かな安らかな人生になれば大きな意義があります。今後、音楽の働きや心身への効果がさらに明確になることによって、医療現場や福祉現場における「音楽による癒しの技法」はますます重要な役割を果たすと同時に、ビハーラ活動にとって、大いなる可能性を秘めていると思われます。

【参考・引用文献】

（1）宮島幸子、安本義正『高齢者関連施設の音楽活動・音楽療法実施状況について～音楽療法士養成に関する基礎データ収集：滋賀県の場合～』近畿音楽療法学会誌、VOL.3、二〇〇三年、一〇二～一〇八頁

（2）宮島幸子、安本義正『高齢者関連施設の音楽活動・音楽療法実施状況について～音楽療法士養成に関する基礎データ収集：京都府の場合～』近畿音楽療法学会誌、VOL.4、二〇〇四年、八三～八八頁

（3）新改訳聖書刊行会翻訳『旧約聖書（新改訳）』サムエル記Ⅰ、日本聖書刊行会、一九九四年、四五一～四五二頁

（4）版木屋勝兵衛開板『聖徳太子傳歴巻上・下』巻下、寛永五年八月、推古二十年（申壬）、七～八行

第五章　福祉の現状と課題

　ビハーラ活動は、ターミナルケアにおいて、死の臨床に仏教を背景としたかかわりを実践していこうという思いから始まりましたが、今日では障害者福祉や高齢者福祉などの福祉領域においても、その活動現場が広がってきています。

　福祉領域におけるビハーラ活動を行う際には、まずは現在の福祉制度の概要についての理解が不可欠になります。さらに、その制度の理解の上で、どのようにビハーラ活動を実践していくのかについての援助技術の理解が重要になります。

　そこで本章では、障害者福祉、高齢者福祉にかかる現在の制度についての概要を紹介します。また、それぞれの現場におけるビハーラ活動の実際について考えていくことにします。

障害者福祉の現状と理解

青木　道忠

一、日本における障害者福祉制度の歴史と現状

（1）戦後日本における障害者福祉の出発

日本における本格的な社会福祉・社会保障制度の創設・整備は、主権者である全ての国民が平和のうちに生存し幸福を追求する権利を保障する日本国憲法の制定（一九四六年）が出発点となりました。それまでの大日本帝国憲法においては、「万世一系の天皇之を統治す」とされた天皇に対する「臣民（国民）」の納税と兵役の義務は定められていても、権利に関する規定そのものがなかったのです。そのため社会福祉や社会保障は、天皇が「臣民」に対する「慈しみの心を示す」慈恵的なものや、救貧法のように生活困窮者が犯罪に走って社会を乱すことを防ぐための社会防衛的なものから出発しています。その後、工場法や労働者疾病法なども制定されましたが、あくまで「富国強兵・殖産興業」等の国策遂行に必要な「人的資源」を確保するためのものでした。障害者福祉に至っては傷痍軍人に対する手厚い救済を除いて、一般の障害者はほとんど放置され、宗教者や篤志家による慈善事業に依存するものとなっていました。

これに対して日本国憲法は、第二十五条第一項において「すべて国民は、健康で文化的な最低限度の生活を営む権利を有する」とし、第二項において「国は、すべての生活部面について、社会福祉、社会保障及び公衆衛生の向上及び増進に努めなければならない」として国の責務を明確にしたのです。これに基づき、障害者福祉の分野でも法制度の整備が徐々に進められていきましたが、一九七〇年代においてもなお、二―（2）で述べるような状況が残されていました。しかし、障害のある人や家族、関係者の切実な願いと粘り強い運動、そして国・自治体の努力によって、少しずつ制度の整備が進められていきました。

(2) 機能障害別に進められた障害者福祉制度

日本国憲法に基づく障害者福祉制度は、必要な福祉サービスの体系を機能障害別に順次整備する形で進められました。最も早期に制定されたのは身体障害者福祉法（一九四九年）です。次いで一九六〇（昭和三十五）年に精神薄弱者福祉法（一九九八年に知的障害者福祉法に改正）、一九八七（昭和六十二）年には精神障害者を対象にした精神保健法（一九九五年に精神保健福祉法に改正）、そして二〇〇五（平成十七）年の発達障害者支援法制定と続きました。これらに共通する仕組みの概要は、次のとおりです。

①機能障害毎の障害程度認定をおこない、「障害者手帳」を交付する。
②手帳の交付を受けた者は、手帳の示す障害の程度に基づいて各種の福祉サービスの提供を受け、収入に応じて負担（応能負担）する、
③その他、障害の程度に応じて障害者年金や各種手当、所得における障害者控除、各種減免制度の適用を受ける。障害者雇用促進法の利用も可能となる。

なお、発達障害者は、知的障害者を対象とする療育手帳もしくは精神障害者を対象とする精神保健福祉手帳のいずれかの制度を利用することとされています。

しかし、こうした機能障害別に法・制度の整備が進められたことによって、当初から心臓や腎臓などの内部障害者や各種の難病患者など制度の間《はざま》の障害者を生むという問題を孕《はら》むことになりました。障害者福祉制度の歴史は、そうした制度の間にある当事者・家族・関係者の要望や、社会的状況の変化を受けて、法の対象を拡大させ福祉サービスの内容を充実させてきた歴史であったともいえます。

（3） 障害ごとの福祉サービスを一元化―障害者自立支援（総合支援）法―

二〇〇六（平成十八）年に制定された障害者自立支援法は、前記の機能障害別の障害者福祉

体系を維持しつつ、障害種別ごとに整備されてきた福祉サービスを一元化することを目的としていました。しかし同時に同法の制定は、「福祉分野など公共分野を市場開放し、市場原理を導入する」「社会福祉のあり方を公助から共助・自助へ転換させる」ことを軸とした社会福祉基礎構造改革の一環でもありました。そのため、同法の制定によって、障害者福祉の分野にも介護保険に続いて、①障害福祉利用者が福祉サービス提供事業者と直接利用契約を結ぶ、②事業者に対する事業報酬は、定員によってではなく利用実績によって事業者に支払われる（日額出来高払い方式）、そして③障害者もサービス利用量に応じて一割を負担する（応益負担）、等のことが持ち込まれることとなりました。

しかし、これについては、多くの障害者や家族、関係者などから疑問や批判がおこり、「応益負担」制度の導入を中心に、国に対する違憲訴訟が全国各地で起されました。加えて、国は、二〇〇八（平成二十）年に採択された障害者権利条約の批准に向け、国内法・制度の整備が求められることになりました。同条約には障害者が生きていくために不可欠に必要な福祉サービスの提供を「利益を得る」とする考え方はなく、各国政府に対して障害のある人すべてに障害のない人に保障されている全ての権利を平等に保障し、障害のある人の尊厳を尊重し促進することを求めたのです。そのため、国は司法の和解勧告に基づき、違憲訴訟原告団との間で「速やかに応益負担制度を廃止し、新たな総合的な福祉法制を実施する」などとする基本合意を結

市町村

自立支援給付

介護給付

①居宅介護
②重度訪問介護
③同行援護
④行動援護
⑤重度障害者等包括支援
⑥短期入所
⑦生活介護
⑧療養介護
⑨施設入所支援

訓練等給付

①自立訓練（機能訓練・生活訓練）
②就労移行支援
③就労継続支援（A型・B型）
④共同生活援助（グループホーム）

相談支援（一部）

①地域相談支援
（地域移行支援・地域定着支援）
②計画相談支援（サービス利用支援・継続サービス利用支援）

自立支援医療

①更生医療
②育成医療
③精神障害者通院医療

補装具

その他の自立支援給付

地域生活支援事業

市町村地域生活支援事業

（必須事項）
①障害者等の理解のための研修・啓発事業
②障害者や地域住民などの自発的活動に対する支援事業
③相談支援事業（一般的な相談）、虐待防止など権利擁護事業
④成年後見制度利用支援事業
（経済的に利用困難な障害者に対する費用面での支援）
⑤成年後見人の育成等研修事業
⑥意思疎通支援者の派遣事業
⑦意思疎通支援者の養成事業
⑧日常生活用具の給付等事業
⑨移動支援事業（同行援護、行動援護、重度訪問介護などを除く）
⑩地域活動支援センター事業
（任意事業）
福祉ホーム事業、訪問入浴サービス事業、日中一時支援事業などがあり、実施は市町村判断

び、障害者総合支援法を制定するに至りました（二〇一三年四月施行）。同法は、障害者自立支援法のもつ基本的性格を引き継ぎつつも、「各種減免措置により実質的に応能負担を実現」「難病など対象者を拡大」する等の改善を図るものとなっています。

二、私の障害者福祉の原点、そしてビハーラとの出会い

（1）原点は障害児教育

私の障害者福祉の原点は、障害児教育にあります。一九七〇年代初め、当時小学校の教員になって間もない私でしたが、校長からの要請で障害児学級を担任することになりました。いざ担任して驚いたのは、発語や歩行が未獲得など障害の重い子どもが何人も入学してきたことです。当初の私は、そうした子どもたちを前に戸惑い立ちつくすばかりでした。しかし、模索しながらはたらきかけていくうちに、少しずつ気持ちの通いあいを実感でき、子どもたちに笑顔が生まれるようになっていきました。そのことに大きな喜びを感じ、結局私は二十七年間障害児学級の担任を続けることとなったのです。その間、子どもたちからたくさんの大切なことを学びました。「どんなに障害が重く発達の遅れが大きくとも、必ず外の世界に開く心の窓を持っている」「いかに人からのはたらきかけを拒否しているように見えても、その奥には必ず『人からよりよいかかわりを持ってもらいたい。よりよく自分を発揮したい』との願いを秘め

ている」「表面に表れた姿に惑わされることなくその人を丸ごと理解し、しっかり寄り添っていけば、必ず心を通わせ合うことができる」等々。現在私は、障害の重い方やひきこもっている方などにかかわらせていただいていますが、子どもたちから学んだことが今も私を支えてくれていることを日々実感しています。

しかし、障害児学級を担任した頃の私は、障害者問題についての関心も低く障害者福祉の実状についても無知に等しい状況でした。それをリアルに教えてくれたのは保護者の方々でした。障害のある子どもたちの義務教育が実施されていないこと（一九七九年に実施）。そのため学校教育を受けられない子どもがたくさんいること。入所施設も少なく、障害のある多くの子どもたちは保護者が家庭で看護することになっていること。私の学校に障害の重い子どもたちが入学できた背景には、保護者の運動があったこと、作業所や入所施設もきわめて少なく、学校に入ることができても、卒業後ほとんどは在宅となり親が面倒を見ていること、等々。そして、私も、進級・進学し学校教育を終えていく教え子たちに寄り添う中で、厳しい現実に直面することになっていったのでした。

そうしたことが契機となって、保護者とともに障害児学校建設を求める運動や作業所づくりなどにかかわっていきました。関係する方々から障害のある方たちの相談支援にあたってほしい旨の要請をいただき、早期に教職を辞して現在の活動に入ることとなったのでした。

（2）ビハーラとの出会いは「ごんちゃん」

私とビハーラ活動との出会いは、大阪府柏原市にある安明寺（大橋覚音住職）さんが古民家を改修して開設された「ビハーラの家」（詳しくは第四章の「地域とつながるビハーラ活動」を参照）においてでした。同施設では、十年前から「親子広場ドレミファごんちゃん」（柏原市から委託を受けた乳幼児の子育て支援を目的とする「つどいの広場」事業）が展開されています。私は、紹介していただく方があって、「ごんちゃん」発足当初から「発達相談」を担当させていただいています。私にとっての「ごんちゃん」の最大の魅力は、全体を包む和やかで柔らかい雰囲気です。種々の活動が工夫されていて、子どもたちが楽しく過ごしています。参加されている若いお母さんたちもリラックスされています。それを、主宰者の武富緑さんを中心にスタッフのみなさんが子どもたちやお母さんたちに寄り添い、全体を温かく包んでいるのです。いつの間にか、私にとっても「ごんちゃん」で過ごさせていただく時間が至福の時となっていきました。

しかし、当初の私は、「ビハーラ」について「看取り活動」程度の知識しかなく、「ごんちゃん」との関係も正直言ってよくわかりませんでした。そんな私に、ビハーラや「ビハーラの家」について、それとなく丁寧に私に伝えてくださったのが、安明寺の坊守さんであり緑さんのお母さんである大橋紀恵さんでした。長年にわたって、安明寺さんが地域の高齢者や生活困窮の方、障害のある方たちの相談に応じ寄り添ってこられたこと。本堂で子どもたちの日曜学校や地域のご婦人たちの集いの取り組みをされてきたこと（「ごんちゃん」のスタッフのほとんどはその方たちとのことです）。そうした活動の場として、「ビハーラ」の家を開設されたこと…。「地域の中には、高齢者をはじめ辛い思いを抱えている人がたくさんいらっしゃいます。みなさん生老病死の問題と向き合っていらっしゃるのです。『看取り』をはじめ、その人たちに寄り添うことはビハーラ活動そのものなのです。」大橋さんのお話は、私の心にしみていきました。それ以後、私の「ごんちゃん」での活動に、大橋さんや「ごんちゃん」のみなさんに協力・連携いただきながら、成人障害者の方やひきこもっている人に関わる相談にもあたらせていただくことが加わるようになったのでした。

（3）私の障害者福祉の実践―制度の間にある問題と向き合って―

私が教職を辞して相談支援活動に入った当初は、対象のほとんどが知的障害や身体障害のある方で、その内容もおもに発達や教育にかかわるものでした。

しかし、発達障害者支援法が制定された頃から、次第にひきこもっている方たち[註]の相談が増えはじめました。その内容は「ずっと自室にひきこもって、昼夜逆転の生活をしている」「家族と顔を合わすのを避けていて、会話もほとんどない」「大声で怒鳴ったり破壊行為をしたりする」など、深刻なものばかりでした。そうした方々の支援は、関係するみなさんと協力・連携して進めていく必要を強く感じ、その拠点となる支援団体を二〇〇七（平成十九）年に立ち上げました。

ひきこもっている方にかかわる支援は、ご家族（おもに親）からご相談をお受けするところから始まります。まず今までの経過（それは親御さんの苦労でもある）を、ていねいにお聴きしていきます。我が子にかける愛情や葛藤、悩みや辛さを受け止めながら、「どうしてひきこもらざるを得なかったのか」や「今どんな思いで日々過ごしているのか」について一緒に読み解いていくのです。その積み重ねの中で、親御さんがひきこもっているわが子を共感的に理解し受容されるようになっていかれるにつれ、家庭が本人にとって安心して過ごせる場になっていきます。そして、次第に家族との交流が生まれ気力や意欲も回復し始めて、「このままではいかんなぁ」との思いの高まりも生まれてきます。その頃合いを見計らって、親御さんを通じて情報を提供し、相談室や居場所へ案内するのです。私たちの居場所では支援員が相談に乗ったり、同じくひきこもっていた人たちとの交流の会を持ったり、さらには種々の社会体験ができるようにしたりしています。その活動の場の一つとして、山裾にある農園があります。緑のもとで自然の風を感じながら、同じ経験をした人たち同士が共に汗を流すなかで、自分を取り戻し元気になっていかれます。そうした積み重ねを土台に、地域の方々や企業の協力をいただいてボランティア活動や就労体験へ踏み出していくことができる、ネットワークもできつつあります。

このような支援活動を進める中で、二つのことを強く感じています。

その一つは、ほとんどの当事者が、学校や職場などにおけるなんらかの失敗や挫折体験を引き金とした、自己否定の悪循環に陥っていることです。その中で「自分はダメな人間だ」「世の中から必要とされていない」「これから先の自分の人生は真っ暗だ」と、不全感や孤立感、疎外感や不安・絶望、そして自己否定感を強めているのです。だからこそ、私たちは支援の基本を「愛され大事な存在だと思ってもらえている」「あてにされ、頼りにされている」「満更でもない自分」との実感を積み上げ、基本的安心感を土台とした自己効力感と自己肯定感・自尊感情を培っていくところにおいています。

二つ目は、ひきこもっている人に対する支援の制度・施策の不十分さです。そのほとんどが、関連分野の制度・施策を利用する形で進められているのです。そのため、たとえば生活困窮者自立支援法の対象にひきこもる人も位置付けられていますが、親に一定の収入や資産があればその対象となりません。また、就労にかかわっても同様で、本人がハローワークや若者サポートステーションなどに行くことができて、初めて支援の対象となります。障害者福祉の場合も、障害者手帳もしくは支援サービス受給者証が無ければ支援を受けることはできません。まさしく、制度の間におかれているのです。そのような状況の中で、私たちに活路を与えてくれたのは、ひきこもり状態から一歩踏み出すことになった人たちでした。すなわち、ひきこもっている間に発達障害の傾向が強まって、障害者手帳を取得することになったり、精神疾患を発症していて受診できることになったりした方たちの協力を得て、障害者福祉制度に基づく作業所をたちあげたのです。今そこは、障害者手帳や利用登録証をもたない、ひきこもり状態から一歩踏み出した人たちの新たな居場所の役割も果たしています。そして、職員は家でひきこもっている方たちの支援にもあたっています。

あらためて、福祉・労働・医療など関連する分野の制度・施策が、目の前の人の生活と権利を保障する立場に立って連携し柔軟に運用されることの必要性を痛感します。同時に、ひきこもっている人や家族のおかれている実態や願いに立脚した法制度が整備される必要性を強く感じます。そうした取り組みがつながり広がっていくことが、ひきこもる人が出なくなるような、人間を大切にし、その人らしさが尊重される世の中を実現していくことに結びついていくのではないでしょうか。

(4) 障害者福祉実践において大切にしたいこと

私は障害者福祉の実践を進めるうえで、次の三つのことが大切だと考えています。

その第一は、人間的共感の心です。相手や相手の置かれている状況を客観的に把握すると同時に、想像力を働かせてイメージ豊かに捉え、「もしそれが自分だったら……」「もし相手のような状況におかれたら……」と、自分の身に引き当て相手の立場に立って受け止め考えようとする力です。その人とその人の人生を、あたかも自分がその人になったように理解しようとする時、その人に寄り添った理解や支援に結び付いていくと痛感します。

その第二は、物事を客観的・科学的に捉えようとするまなざしです。端的にいえば、物事の表面に表れた現象にとらわれず、情報を客観的・多面的に読み解き、筋道を立て多面的総合的に考えて、その奥にある本質を明らかにしようとする力といいます。例えば、障害者福祉の現場では、自傷や他傷、破壊行為などが強く出ている方と向き合うことが少なくありません。その時、まず求められるのは、「どうして、このような否定的にみえる形で自分を表現せざるを得ないのだろうか」と、その姿の奥にある願いや葛藤、イライラやつらさ、苦悩を共感的な眼差しで読み解こうとすることです。その時助けになるのが、その人の障害特性や発達的な特徴、さらには今までの育ちや現在の暮らしの現実から捉えようとする客観的で科学的なまなざしです。とりわけ、「問題」を個人レベルではなく、その人に関わる集団の問題、さらには社会全体のあり方とのかかわりで理解しようとすることが大切です。「事例をとおして社会を見る・社会の窓から事例を見る」視点を忘れてはならないと思います。私はそうした実践（支援・働きかけ）のあり方を、「丸ごとの理解とそれに基づく仮説と学習を伴った実践との螺旋《らせん》状の発展サイクル」と呼んでいます。

第三は、連帯・協同の大切さです。複雑さを増している現代では、どの問題一つとっても、一人で成し得、解決できることは限られています。ましてや、問題の個別性が強く複合的で長期間にわたっての支援が必要とされることが多い障害者福祉の分野では、問題を抱え込まないで、関係する専門機関や団体と連帯・協同していくことが不可欠です。考え方や立場の異なる人々とも、相互理解・相互尊重を土台に、多元的な見方にたって連帯・協同をつくりだし、実践を通して見方を深め合っていくことの大切さを痛感します。

（註）「ひきこもり」とは、「社会的参加を回避し、原則的には六カ月以上にわたって概ね家庭にとどまり続けている状態（厚生労働省ガイドライン）」とされています。

高齢者福祉の現状の理解

月　孝祐

二〇〇〇（平成十二）年四月に介護保険制度が導入され、老人福祉サービスの多くは、それまでの行政の職権で支給が決定される措置制度から、利用者と事業者の契約によってサービスが開始される制度へ変わりました。更に二〇一三年（平成二十五年八月）には「医療介護総合確保推進法」（平成二十六年六月施行）により、〝病院完結型〟から〝地域完結型〟へと老人福祉の社会変化に伴う制度づくりや地域社会との連携などが模索されています。

本来「福」と「祉」は「しあわせ」や「ゆたかさ」を意味する漢字であり、「福祉」(welfare, well-being) は広義では「幸福、安寧」や「よく生きること」などを指す言葉であります。

この「高齢者福祉の現状の理解」では、社会福祉の制度の中でも、高齢者分野を中心に解説を行います。

前半では、日本における急速な高齢化社会に対応するため、高齢社会と高齢者の現状を資料と共に解説を行います。後半では、老人福祉法と介護制度の成り立ちを概説し、今後の老人福祉の方向性を概説した上で、私たちがいかに地域の専門職の方と関わることができるのかを考えます。

一、日本の高齢化社会

私たちが一般に「高齢者」「老人」と定義するとき、何歳からを言うのかに一定の定義はありません。

平均寿命が世界でも上位である日本において、一般的には六十五歳以上を高齢者と位置づけ、六十五歳より七十五歳までを前期高齢者、七十五歳以上を後期高齢者と区別して呼ぶ場合もあります。

「人生五十年」と言われた時代から「人生八十年」を前提とする長寿社会を迎え、同じ高齢者でも親子ほどの年齢差のある場合もあります。

日本の高齢者社会を考える場合、人口高齢化の要因を考えなければなりません。人口高齢化は、死亡率の低下と出生率の低下の二つの要因があります。戦後の日本における高度経済成長の中、医療技術の発達と急激な生活スタイルの変化に伴う都市型中心の政策、地域格差社会の拡大に要因があると考えられます。死亡率の低下と出生率の低下によって生じる人口構成の変化は、人口ピラミッドを描くと、ピラミッド型から、つりがね型へと移行しています。現在の日本の人口ピラミッドは、二度のベビーブームと、その後の出生数の低下を反映して、「ひょ

日本の人口ピラミッドの変化

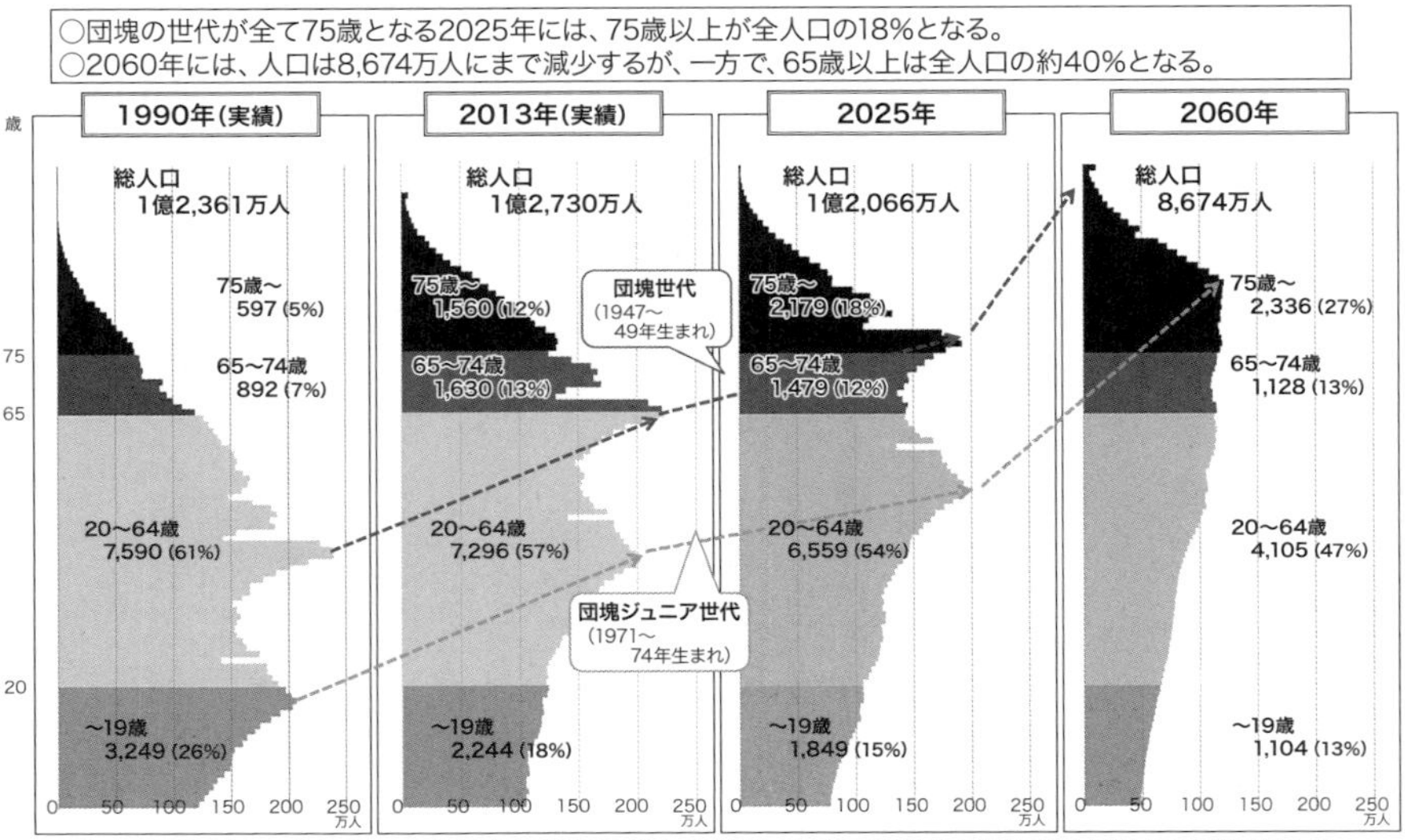

（出所）総務省「国勢調査」及び「人口推計」、国立社会保障・人口問題研究所「日本の将来推計人口（平成24年1月推計）：出生中位・死亡中位推計」（各年10月1日現在人口）

うたん型」に近くなっています。

　このような人口構成の推移は、人口転換とも呼ばれます。人口転換とは、「多産多死」社会から「多産少死」の段階を経て、「少産少死」社会へと移行することを意味しています。この過程において高齢化率は著しく増加し、日本においては少子・高齢社会を迎えています。少子化について、日本における合計特殊出生率（十五歳から四十九歳までの女性の年齢別出生率を合計したもので、一人の女性が仮にその年次の年齢別出生率で一生の間に生むとしたときの子供の数に相当する）は、第一次ベビーブーム以降急速に低下し、一九五六（昭和三十一）年に二・二二となった後、一九七五（昭和五十）年に一・九一と二・〇〇を下回ると、二〇一四

高齢化の推移と将来推計

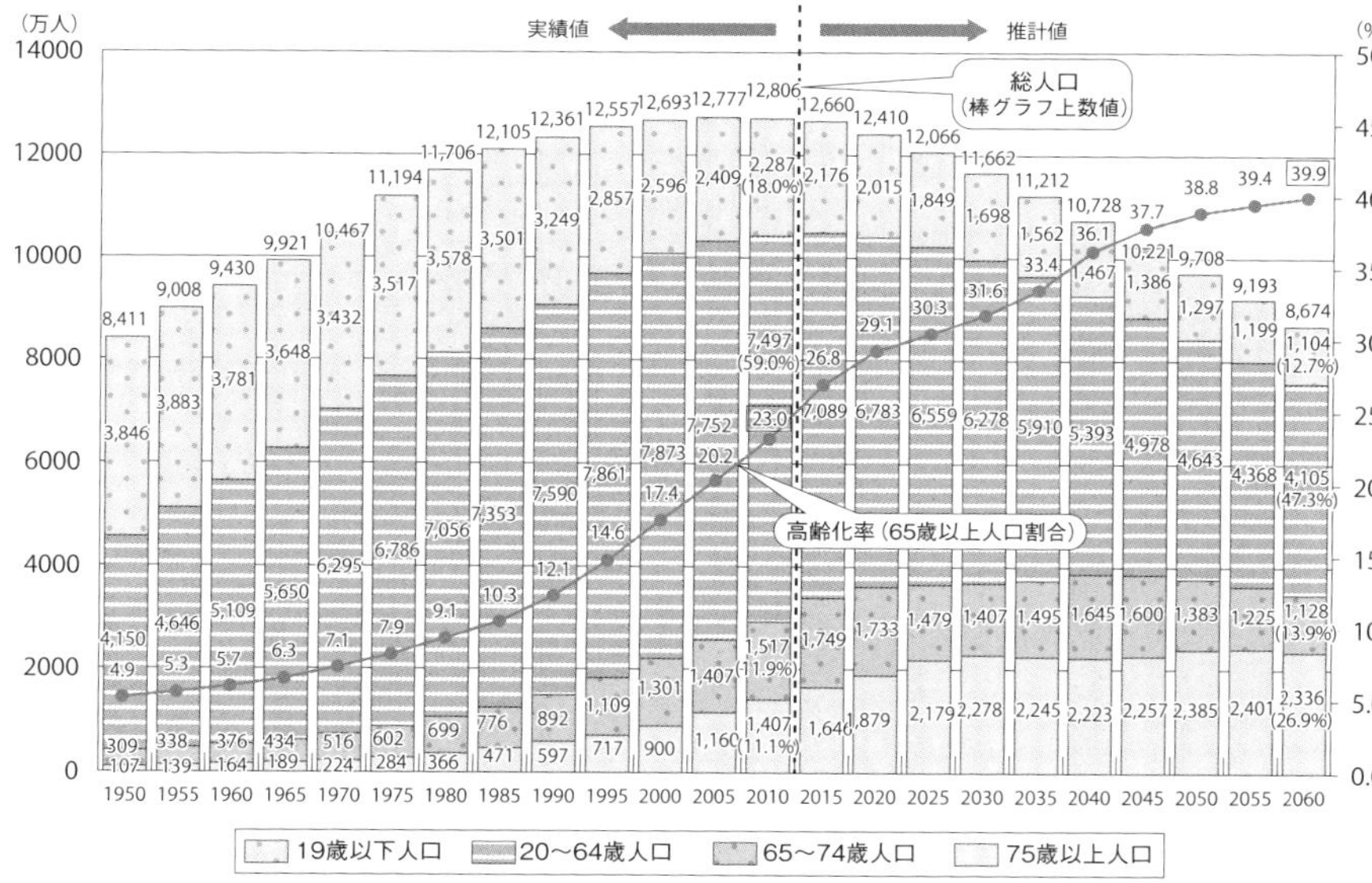

資料：2010年までは総務省「国勢調査」、2015年以降は国立社会保障・人口問題研究所「日本の将来推計人口（平成24年1月推計）」の出生中位・死亡中位仮定による推計結果
（注）1950年〜2010年の総数は年齢不詳を含む。

(平成二十六)年は一・四二(高齢社会白書　平成二十八年版)であり、人口を維持するために必要な水準（人口置換水準）の二・〇八を下回っています。

また、日本の高齢化社会のスピードは世界でも極めて速い。世界の高齢化率七パーセントから一四パーセントに至る所要年数(倍化年数)の比較の表においても、主な先進諸国と比べて、老年人口が短期間のうちに高齢化しているかが分かります。(高齢化速度の国際比較より)

急速な高齢化は、日本のライフサイクルに影響を与えるだけではなく、社会経済システムの大きな転換と、個人の生活スタイルの意識変革までが求められる社会となりました。

生活スタイルの変化に伴う様々な課題

日本において、昭和四十年代には、六十五歳以上の高齢者一人の方に対して二十歳～六十四歳以上の者が九・一人で支える「胴上げ型」社会と呼ばれていました。しかし今後二〇五〇年には、六十五歳以上の一人の方を一・二人で支えていかなければならないと推計され、「肩車型」と呼ばれる「超高齢者社会」が訪れることが予想されます。

〝平均寿命〟と〝健康寿命〟の問題

今現在、男女ともに世界でも類を見ない長寿国であることは間違いありません。しかしながら、その一方では高齢者人口の急速な増加に伴い、老老介護や地域格差の拡大という問題が起こっています。そもそも「平均寿命」と、「健康寿命」とは何であるのか考えます。

日本体育学会が一九八三年に発表した標語に「ピンピンコロリ」というものがあります。これは「病気などで苦しまず、元気に長生きしてコロリと死のう」という意味ですが、実際には十年前後も介護を必要とする期間があるのが現実であります。

日本の平均寿命は、二〇一六（平成二十八）年現在、男性八十・九八歳、女性八十七・一四

歳と、前年比に比べて男性は〇・二三歳、女性は〇・一五歳上回りました。今後男女ともに平均寿命は延びて、二〇六〇年は、男性八十四・一九歳、女性九十・九三歳となり、女性は九十歳を超えると見込まれます。（二〇一五年総務省「人口推計」より）。

一方、「健康寿命」については、生存期間である平均寿命に対して、健康寿命は〝自立した生活ができる生存期間〟を指します。同じく厚労省の発表によると、二〇一三年の健康寿命の平均は、女性七十四・二一歳、男性七十一・一九歳となっています。調査期間が一年ずれているものの、平均寿命と健康寿命を比べる

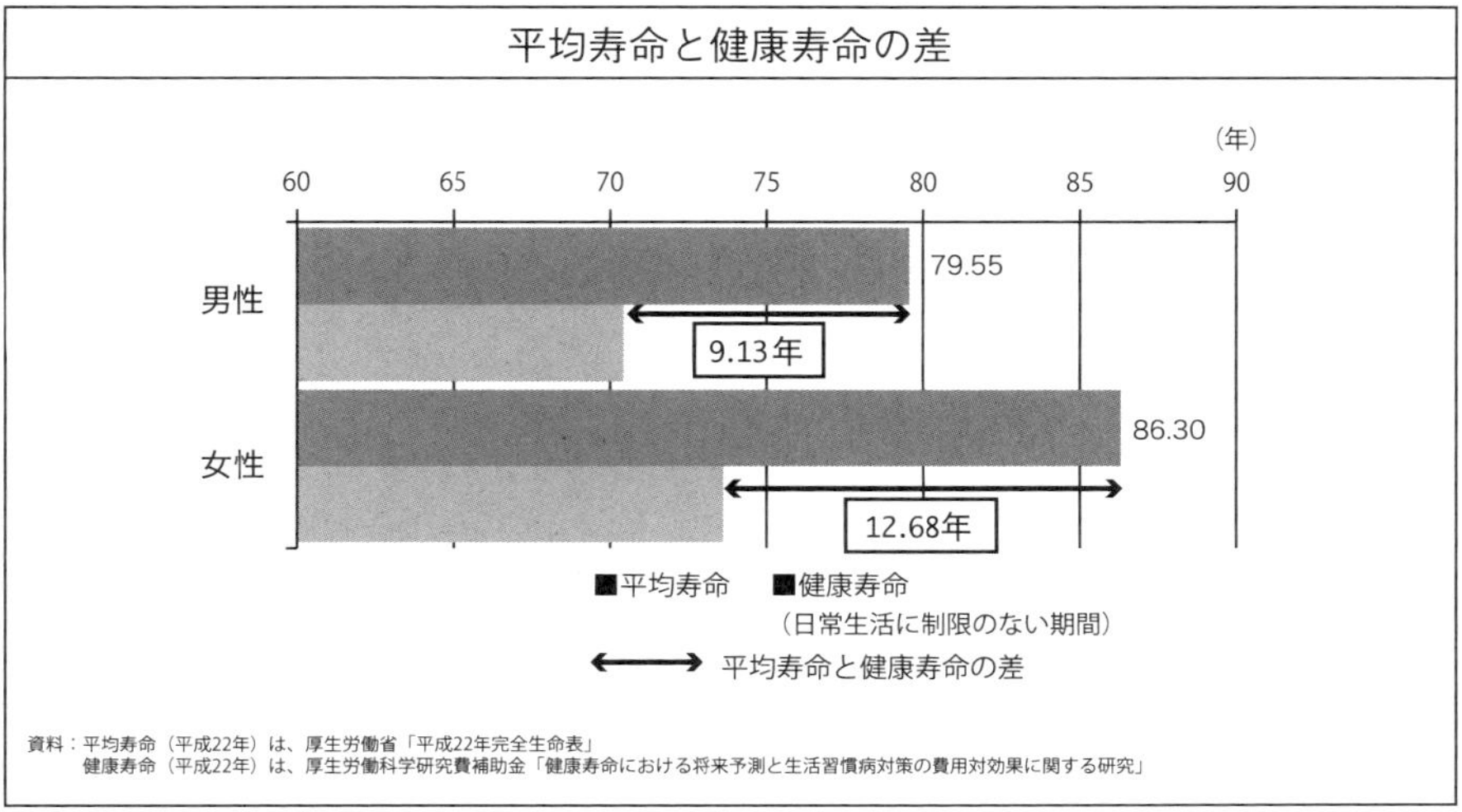

［出典］厚生科学審議会地域保健健康増進栄養部会・次期国民健康づくり運動プラン策定専門委員会
「健康日本 21（第二次）の推進に関する参考資料」p25

◆平均寿命と健康寿命との差は、日常生活に制限のある「不健康な期間」を意味します。平均寿命と健康寿命（日常生活に制限のない期間）の差は、平成22年で、男性9.13年、女性12.68年となっています。

と、女性で約十二年。男性も約九年の差があります。

平均寿命の伸長は、高齢者の生活意識や生活スタイルの変化だけではなく、私たち現代人の高齢者意識まで影響しています。さらに、平均寿命の延びに対して、健康寿命の延びはさほどでもないのが現実であります。

高齢者と介護について

介護という言葉は、『福祉用語辞典』では「身体的・精神的障害のため日常生活に支障がある場合に、日常生活行動の介助や身の回りの世話をすることを言う」としています。また介護を専門職業として定義した「社会福祉法及び介護福祉法」（一九八七年）の中において、二〇〇七（平成十九）年の改正によって、それまで、三大介護として例示されていた「入浴、排泄、食事その他の介護」となっていた部分を、「心身の状態に応じた介護」と改め、介護のイメージが身体介護に特化されたものではなく、心と体の両方が介護の対象であることを明確に定義しました。すなわち身の回りの生活動作や意思決定が出来なくなっていく辛さや悩みに関わり、その高齢者の生活が今までと同じように継続されるように、本人や家族、周囲の人たちと共に考え、支援する活動こそが介護であると位置づけたのであります。

さらに法制度における義務規定において、介護するものは「個人の尊厳を保持し、その有する能力および適正に応じ自立した日常生活を営むことができるよう、常にそのものの立場に立って、誠実にその業務を行わなければならない」と追加規定されています。

介護が必要となる主な原因として、脳血管疾患（脳卒中）が一七・二パーセントと最も多く、次いで、「認知症」一六・四パーセント、「高齢による衰弱」一三・九パーセント、「関節疾患」一一・〇パーセントとなっています。（「高齢社会白書（二十八年版）」）

高齢者の介護が必要となった方を要介護者と呼び、六十五歳以上の方を第一号被保険者と呼びます（六十四歳以下を第二号被保険者と呼ぶ）。また、介護が必要になった方については、どの程度、介護が必要か市町村で個別調査があり、介護が必要な度合によって七段階に区分されます。

高齢者介護においては、介護が必要となった場合、「老老介護」や家族の介護・看護のために、離職・転職をしなければならない家族の問題なども出てきます。要介護四以上では約半数がほとんど終日介護を行っているのが現状であり、特に認知症の家族を抱えている場合、介護する側の精神的な疲労などから無理心中を図るなど、社会問題にもなっています。

また認知症についても考えておく必要があります。現在高齢者の十三人～十四人に一人は認知症と言われます。さらに二〇二五年には六十五歳以上の認知症患者数は七百万人に増加すると予想されます。二〇一二（平成二十四）年は認知症患者数四百六十二万人と、六十五歳以上の高齢者の七人に一人（有病率一五・〇パーセント）でしたが、二〇二五年には五人に一人が認知症になると見込まれています。

もともと認知症とは、「痴呆」に替わる新たな用語であります。「痴呆」は一連の症状群（＝症候群）を指す用語であり、特定の疾患を指す用語ではありません。しかし一般の人々には誤解も多くありました。歴史的には三十年ほど前までは「寝たきり老人」として扱われ、施設などで四十～五十人の部屋に当たり前のように押しこめられ、部屋には鍵を掛けられ、身体的拘束は日常的に行われていた時代であります。一九八〇年代に入り「ぼけ老人を抱える家族の会」などが発足し、医療の対象として老人病院・精神病院などが収容。特別養護老人ホームなどでも受け入れが始まりました。「痴呆」という用語は侮蔑的な意味合いを感じる人も少なくなかったため、二〇〇四（平成十六）年六月から十二月にかけて検討を行い、二〇〇五（平成十七）年の通常国会に提出された介護保険関連の法改正の中で、法律用語として「認知症」が使用されることとなりました。

現在は、認知症が病気であり、原因となる代表的な疾患や専門の医師による様々な研究も進んでいます。しかしながら認知症そのものを治すことは、今の科学では不可能であり、認知症の病気事態の進行を薬で遅らせることや、環境や対応の仕方によって症状が落ち着く場合もあります。認知症といかに向き合うかは、日本における超高齢化社会を迎える上では、だれもが避けて通ることのできない課題の一つであります。

今まで述べてきたように、私たちが関わる高齢者福祉において、様々な課題を挙げてきました。その中でビハーラと高齢者福祉の結びつきを考える時、歳を重ね、様々な悩みや苦悩を抱える人の半数以上は、他の人の迷惑になりたくない、でも自宅で最後まで迎えたいと考え生きています。また突然、死というものが現実的に見えてきたとき、様々な福祉関係者から、あなたの今後の生き方を問われたならば、誰もが戸惑います。無論、本人だけではなく、家族や福祉関係者の方々も同様の悩みを抱えています．そのときに、携わっていく活動こそがビーハラ活動と考えます。その為には専門職であると共に、他の専門職の方々の専門分野を十分に理解しておく必要があるとか考えます。後半では、国や福祉政策の流れを理解し、ビハーラ活動の結びつきについて考えます。

二、国の政策と今後の方向性について

国の福祉政策

一九七三（昭和四十八）年は「福祉元年」と呼ばれます。一九七〇年代後半は在宅型福祉サービスの整備見直しのため、在宅サービスの三本柱と呼ばれ、老人短期入所事業（ショートス

テイ）、一九七八（昭和五十三）年、老人デイサービス事業、一九七九（昭和五十四）年、老人家庭奉仕委員制度（ホームヘルプサービス）、一九八一（昭和五十六）年が一般世帯に拡大され、応能負担（個人の能力に応じて負担すること）による利用徴収が始まりました。

一九七九（昭和五十四）年八月に閣議決定された「新経済七カ年計画」によって、「日本型福祉社会」への考え方が発表されました。

一九六〇年以降、高齢者のニーズの顕在化、多様化に伴い、自活できない貧困高齢者の為の保護・救済を目的とした生活保護法では対応が困難となり、一般の高齢者も基本的な法の下で、社会全般で支えていく為に「老人福祉法」が制度化されました。第一条には老人福祉の目的として「老人の福祉に関する原理を明らかにするとともに、老人に対し、その心身の健康の保持及び生活の安定のために必要な措置を講じ、もって老人の福祉を図ること」と方向性が示されてあります。

「老人福祉法」の基本概念

基本理念

①老人は、多年にわたり社会の進展に寄与してきた者として、かつ、豊富な知識と経験を有するものとして敬愛されるとともに、生きがいを持てる健全で安らかな生活を保障される

ものとする。（法第二条）

②老人は、老齢に伴って生ずる心身の変化を自覚して、常に心身の健康を保持し、又は、その知識と経験を活用して、社会活動に参加するように努めるものとする（法第三条一項）。老人は、その希望と能力に応じ、適切な仕事に従事する機会その他社会活動に参加する機会を与えられるものとする。（法第三条第二項）老人の定義

・老人福祉法では、「老人」の定義はしていない。

・措置の対象者を、六十五歳以上の者（六十五歳未満の者であって特に必要と認められるもの含む）としている。

二〇〇〇（平成十二）年四月より介護保険制度が開始され、高齢者や支える家族が安心でき、お互いが信頼できる環境で充実した生活を送れているのかと考えると、複雑な制度改正や社会情勢により確立していないのが現状であります。そこには、介護・支援する側の質の向上、人材不足など課題も多くあります。

これらは、医療依存度の高かった〝病院完結型社会〟から、住み慣れた地域において、専門職の連携や新しいサービス形態の確立によって、高齢者の生活が継続的に在宅において維持で

きるような、〝地域完結型社会〟の構築を目指しています。また、地域包括ケアシステム実現のため、団塊の世代が七十五歳以上となる二〇二五年を目途とし、認知症の人が尊重され、できる限り住み慣れた地域の良い環境で暮らし続けることができる社会を実現すべく、「認知症施策推進五か年計画」【オレンジプラン】（平成二十四年九月厚生労働省公表）を改め、新たに「認知症施策推進総合戦略～認知症高齢者等にやさしい地域づくりに向けて～」【新オレンジプラン】が策定されました。

新オレンジプランの基本的考え方は、七つの柱によって推進されます。認知症は身近な病気であることを普及・啓発等を通じて理解し、改めて社会全体として認知症高齢者本人とご家族の視点を重視した地域づくりを展開するとしています。今現在、厚生労働省は認知症サポーターの人数の目標を、二〇一七（平成二十九）年度末まで八〇〇万人としています。認知症の方を抱える介護者の精神的負担への支援として、同じような悩みを抱える人が集い、地域住民や専門家と相互に情報を共有し、理解しあう場の提供として、二〇一八（平成三十）年度から、すべての市町村に認知症カフェが配置される予定であります。（地域の実情に応じて実施時期等は異なる）

終末期ケアについて

高齢者の約七十五パーセントの人が病院などで死亡しており、自宅で亡くなる人は一二・八パーセントにとどまっています。高齢者の自殺も、二〇一五（平成二十七）年における六十歳以上は九千八百八十三人で、前年から減少していますが、八十歳以上は増加しています。（内閣府・警視庁「平成二十六年中における自殺の状況」）。

エンドオブライフ・ケア（end-of-life care）は北米で一九九〇年代に生まれた言葉でありますが、高齢者医療と緩和ケアを統合する考え方です。がんだけではなく、認知症や脳血管障害の患者さんに対して、幅広く対応していく為の多職種によるチームケアによって支援していく方法を考えることであります。

第二次世界大戦後、「看取り」を取り巻く状況は大きく変わりました。一九五一（昭和三十六）年には約七割が自宅で死亡していましたが、先に述べたように、近年は八割近くの人が医療機関や介護老人保健施設、特別養護老人ホームにおいて死を迎えているのが現実であります。

看取りに関する行政の方針は、在宅において医療・介護・福祉が一体となって円滑に、高齢者の住み慣れた地域環境において、尊厳ある、その人らしい最後を専門職チームとして最後まで支えられるシステム造りの構築であります。

また今日、高齢者福祉においては、認知症介護における看取り介護の体制構築・強化をＰＤＣＡサイクルと呼び強化されています。

これらの方向性は、地域・在宅において高齢者をいかに支えていけるかの国の方針であり、そこに携わっている専門職にとっては、様々な研修や会議なども行われています。地域に順応した政策や方針が二〇二五（平成三十五）年度を目途に動き出しています。

我々、ビハーラ活動そのものも、本願寺派主体で今後の方向性と、地域、医療との福祉分野での結びつきが模索されているのが現状であります。

最後に、ビハーラ僧の活動と、専門職との包括的な連携が可能であるのかを考えてみます。

三、まとめ

地域の医療機関や福祉施設において、ビハーラ僧として今日活躍されている方はまだまだ少数であります。私自身、福祉の現場に携わる中において、ビハーラ僧の多職種との関わり方を考えた場合、専門的知識をもったボランテイアの域を出ていないのが現状であると考えます。確かに需要はあるが、専門職を活かした地域包括ケアシステムの中において、専門職としての意見や役割が求められているのかと考える場合、専門的役割までには至っていないと考えます。一つは、本願寺派の中では、多くの方の努力によって、ビハーラ本願寺やビハーラ僧という言葉はかなり認知されてきましたが、実際の医療分野・福祉分野における認知度はまだまだ低く、信頼性も高いとは言えないのが現状であります。ビハーラ僧としての活動の現場も限られています。

しかしながら、先に見てきたように超高齢化社会においては看取りだけではなく、介護全般においても、身体的介護だけが目的ではなく、生きていく為の課程、すべてにおいて生きることの意味や方向性、悩みや苦しみを聴くことや寄り添うことが介護であると明示され、国の方向性も〝医療完結型〟から、〝在宅完結型〟への大きな方向転換期に来ています。地域において、日中、夜間を通じて二十四時間、必要なサービスが受けられるシステムが構築される中で、二十四時間サービスを受けることだけが本当の安心につながるのかと考える時、一つの疑問が出てきます。それは、どんなに充実したサービスを受けても、我々は命終わっていくという不安です。

人生の最期をいかに迎えるのか、アドバンス・ケア・プランニングと呼ばれる、今後の治療・療養について患者・家族と医療・ケア従事者が自発的に話し合う時に、専門職の一員としてチームで関わることのできるビハーラ僧の育成。さらには、私が、常日頃心掛けている〝ボーズコール〟に応えていく専門職として、〝ナースコール〟や〝ケアコール〟は、呼ばれたときに対応することが仕事でありますが、〝ボーズコール〟とは、対応させていただく方の声なき声に、如何に耳を傾け、寄り添っていくのかが、基本的な仕事であると考えます。

我々は、需要があるのではなく必要とされている専門職であることを自覚し、さらに研鑽を重ねることによって、医療分野・福祉分野の方と、専門的チームアプローチが可能になるような専門性の向上に努め、さらに多職種を知ることによって、お互いの専門性を活かした連携と支援ができるように努めなければなりません。

【参考文献】

（1）『高齢者に対する支援と介護保険制度』中央法規出版
（2）『高齢者福祉概説』明石書店
（3）『高齢者福祉』ミネルヴァ書房
（4）『介護福祉用語辞典』ミネルヴァ書房
（5）内閣府「高齢社会白書（平成二十八年版）」
（6）二木立『地域包括ケアと地域医療連携』勁草書房、二〇一五年

■執筆者紹介■

友久　久雄（ともひさ　ひさお）

一九四二年兵庫県姫路市出身。神戸大学医学部大学院修了。医学博士。臨床心理士。老健ふじさか施設長。京都大学附属病院医師。京都教育大学・龍谷大学名誉教授。本願寺派布教使。元ビハーラ活動推進委員。**【著書】**『生きかた 死にかた―僧侶ドクターの人生カルテ』（本願寺出版社）他

伊東　秀章（いとう　ひであき）

龍谷大学文学部講師。博士（教育学）。臨床心理学が専門。ビハーラ・カウンセリングなどの研究に取り組んでいる。**【著書】**『仏教とカウンセリング』（法藏館）、『対人援助をめぐる実践と考察』（ナカニシヤ出版）他

田畑　正久（たばた　まさひさ）

医学博士、龍谷大学大学院実践真宗学研究科教授、佐藤第二病院院長。医療と仏教の協働に取り組む。一九九〇年頃より、大分県内を中心に「歎異抄に聞く会」を開催。**【著書】**『医者が仏教に出遇ったら』（本願寺出版社）他

花岡　尚樹（はなおか　なおき）

二〇〇九年より、あそかビハーラ病院の常駐僧侶として勤務。現在、同病院院長補佐。ビハーラ活動推進委員。昭和大学医学部兼任講師。本願寺派布教使。奈良教区吉野北組浄迎寺住職。

滋野井一博（しげのい　かずひろ）

臨床心理士、龍谷大学教授。臨床心理学が専門。浄土真宗本願寺派社会部が主催するビハーラ活動者養成研修会にて講義「カウンセリング入門と実習」を担当。**【著書】**『仏教とカウンセリング』（共

著／法藏館）他

小正　浩徳（こまさ　ひろのり）

臨床心理士、龍谷大学文学部准教授。臨床心理学・発達心理学を専門とする。死生観教育を取り入れた対人援助職養成の方法を研究・実践している。

児玉　龍治（こだま　りゅうじ）

臨床心理士、龍谷大学文学部准教授。臨床心理学が専門。仏教とカウンセリングとの接点をライフワークとして研究していきたいと考えている。働く人たちのメンタルヘルス対策にも取り組んでいる。

吾勝　常行（あかつ　つねゆき）

龍谷大学文学部教授、眞教寺住職。真宗学が専門。研究テーマは仏教カウンセリング、ビハーラ活動。**【著書】**『仏教と心理学の接点—浄土心理学の提唱』（共著／法藏館）、『仏教心理学キーワード事典』（共著／春秋社）他

玉木　興慈（たまき　こうじ）

一九六九年、大阪府生まれ。真宗学、特に真宗教義学が専門。先入観にとらわれず、親鸞聖人の書物を拝読し、親鸞聖人の素意・真意をうかがいたい。**【著書】**『歎異抄のことば』（本願寺出版社、二〇一五年）

鍋島　直樹（なべしま　なおき）

龍谷大学文学部教授、人間・科学・宗教オープンリサーチセンター長、真覚寺住職。専門は真宗学。仏教生命観、生命倫理学、親鸞における生死観と救い、ビハーラ活動論。**【著書】**『死別の悲しみと

生きる』（本願寺出版社）他

大橋　紀恵（おおはし　のりえ）

元ビハーラ実践活動研究会専門委員、元奈良文化女子短期大学教授、元龍谷大学短期大学部講師、元宮崎県立看護大学講師。現在、浄土真宗本願寺派安明寺坊守。

宮崎　幸枝（みやざき　ゆきえ）

医師（小児科・内科）。医学博士。みやざきホスピタル副院長。院内で毎月、仏教聴聞会（ビハーラの会と仏教講座）の二回を二十四年間開いている。【著書】『お浄土があってよかったね』①②（樹心社）、『出遇えてよかったね』（本願寺出版社）他

安本　義正（やすもと　よしまさ）

工学博士、京都文教短期大学教授・学長。音響科学が専門。音・音楽の生体への影響に付いての研究及び、施設等での「音楽による癒し」の実践活動を行っている。【著書】『音感内観』（竹林館）、『ありがとう』（風詠社）他

青木　道忠（あおき　みちただ）

一般社団法人相談支援研究所（準備室）代表、社会福祉法人大阪福祉事業財団理事、学校法人泉州看護専門学校講師（発達心理学）。【著書】『発達のつまずきに寄りそう支援』（かもがわ出版）、『いのち輝け』（有限会社福祉のひろば）他

月　孝祐（つき　こうゆう）

社会福祉士、介護福祉士、介護支援専門員、南島原市グループホーム協議会会長を務め、現在は光専寺住職として、お寺とビハーラ活動の専門部会委員としても活動している。

ビハーラ入門　生老病死に寄り添うために

2018年3月1日発行

編　者　友久久雄・吾勝常行・児玉龍治

発　行　本願寺出版社

〒600-8501
京都市下京区堀川通花屋町下ル
浄土真宗本願寺派（西本願寺）
TEL075-371-4171　FAX075-341-7753
http://hongwanji-shuppan.com/

印　刷　株式会社図書印刷同朋社

BD02-SH1-①30-81　ISBN978-4-89416-037-8